AME 医学科普系列图书10B002

肥胖和你想的不一样

减重手术教父破解人体代谢密码

黄致锟（著）

谢其浚（文字整理）

中南大学出版社
www.csupress.com.cn

AME
Publishing Company

图书在版编目（CIP）数据

肥胖和你想的不一样：减重手术教父破解人体代谢密码/黄致锟著.
—长沙：中南大学出版社，2019.4
ISBN 978 - 7 - 5487 - 3592 - 2

Ⅰ.①肥… Ⅱ.①黄… Ⅲ.①肥胖病—诊疗 Ⅳ.①R589.2

中国版本图书馆CIP数据核字(2019)第056658号

AME 医学科普系列图书 10B002

肥胖和你想的不一样——减重手术教父破解人体代谢密码
FEIPANG HENI XIANGDE BUYIYANG
—— JIANZHONGSHOUSHU JIAOFU POJIE RENTIDAIXIE MIMA

黄致锟著

□丛书策划	郑　杰　　汪道远　　廖莉莉	
□项目编辑	陈海波　　江苇妍	
□责任编辑	陈海波	
□责任校对	石曼婷	
□责任印制	易红卫　　潘飘飘	
□版式设计	王　李　　林子钰	
□出版发行	中南大学出版社	
	社址：长沙市麓山南路	邮编：410083
	发行科电话：0731-88876770	传真：0731-88710482
□策 划 方	AME Publishing Company 易研出版公司	
	地址：香港沙田石门京瑞广场一期，16 楼 C	
	网址：www.amegroups.com	
□印　　装	天意有福科技股份有限公司	

□开　　本	710×1000　1/16 　□印张 6.75 　□字数 130 千字 　□插页	
□版　　次	2019 年 4 月第 1 版 　□2019 年 4 月第 1 次印刷	
□书　　号	ISBN 978 - 7 - 5487 - 3592 - 2	
□定　　价	80.00 元	

图书出现印装问题，请与经销商调换

黄致锟

现任：

中国医药大学（中国台湾）附属医院国际代谢形体医学中心院长

国际代谢手术卓越联盟（I.E.F）主席

成就：

世界首例经脐无疤痕胃绕道手术

世界首例胃束带摺叠手术

世界首例缩胃绕肠手术

亚太区首位获得国际减重及代谢手术卓越中心（ICE）认证医师

美国代谢及减重外科医学会2010年会十大顶尖论文

获颁恩德思医学技术奖之国际杰出内视镜医师奖

台湾第三届医疗典范奖得主

AME医学科普系列图书序言

一位好友，她的先生是香港的一位医学教授。不久前，她跟我分享了她先生被她的父母戏称为"不懂医"的经历。

20世纪90年代，她和她先生认识时，他已是医学博士，那时她父母觉得博士就是什么都懂了，所以无论头痛脑热还是民间偏方，都会问他，但他经常是想了想之后说，"这个我不太知道。"后来，她得了心肌炎，遍访名医，一直没治好，甚至病情越来越严重。连自己妻子的病都束手无策，这就让她父母觉得他更加"不懂医"了。

她先生的观点是：其实每一个医生的知识都是有限的，很多时候会被局限在自己的研究领域里，而一知半解的知识往往会误导患者。所以，就算是熟人请教病情，他也只会将自己知道的告诉别人，不知道的就说不知道。

2006年，她在英国一家规模不是很大的医院，由一位年资不高的医生通过射频消融的方法，治愈了困扰她十多年的心脏早搏。而在四年前，她父亲得了前列腺癌，放疗后因严重并发症——放置导尿管后的剧痛和出血，一度生命垂危。她的先生查找了很多资料，请了多位医生帮忙会诊，虽然最后在一定程度上控制住了出血，但她父亲生活质量仍很差，不可逆转。

这更让她深刻明白了，这些在普通人眼里认为什么都该懂的医生所面临的挑战。

她由衷感叹，医生对患者负责，无论主观还是客观，都不容易做到。作为医生，本着对患者负责的态度，切忌妄言。实事求是是一种美德，但实事求是不是放任不管，而应该是不断寻求新知识、想新办法，有所突破、有所作为。

AME推出"医学科普系列图书"，精心打磨内容，层层把关文字，参与编撰的专家均是在各自领域深耕多年的临床医生或专家学者。我们所期冀的是——您在越来越"懂"的同时，和我们一样，时刻对医学抱有"不懂"的敬畏之心。"知之为知之，不知为不知"，才是医学进步的动力。

我们希望书里鲜活生动的故事、图文并茂的内容，能推广或普及一些医学的新技术、新观念，呼唤大众更关注健康，有意识地去选择一些健康的生活方式；更希望在科普的同时，能够带您走近、回归医学的本源——无论是西医的

"视触叩听"，还是中医的"望闻问切"，都说明了医学之艰深辽阔，并非纸上笔墨能道尽；遇到问题时，更应寻求专业医生的帮助。因此，我们对书中观点不作评议，更不希望读者依葫芦画瓢、照本宣科去治病。

如果这个系列的图书，能够为您开辟新的角度与视野，提供一些帮助与启发，便已善莫大焉。"吾生也有涯，而知也无涯。"医学科普，无论于写书人，还是于读书人，都有如浩瀚银河中摘星之旅。愿我们皆可博学之，审问之，慎思之，明辨之。以此共勉。

是为序。

汪道远
AME出版社社长

前言

准备自己，走向世界

这是一本医学书，也是一本有关学习的书，更是一本充满感谢的书。

我出生于嘉义市，这个充满文风的诸罗城，是我在18岁前生命成长的重要根据地。我的祖父终生务农，在那个年代，教育费用不便宜，也不容易在短期内见到成效，不如下田耕作来得实际，因此愿意让孩子受教育并不容易，父亲经历了艰辛求学，是祖父家中第一个高中毕业的孩子。

当年我的父母更期许我能够当医生，而我也顺利考上了培育医生的摇篮嘉义高中。

上大学以前，有两件事对我的学习过程影响深远。处女座的我是年尾出生的孩子，通常得等到下一个年度才能进入学校。因为工作忙碌，母亲希望让我提早入学，但是学校并不通融。学校拒绝的原因很简单，说我没有上过幼儿园，一定跟不上进度。

坚毅的母亲没有放弃，把我带回家教我认识注音符号，学写字，学习向左转、向右转，在短期训练与学习后再带我回学校入学。后来小学二年级时，我便成了副班长。母亲的坚持让我知道，自我学习是前进的关键。

在嘉义高中读二年级时，我遇到了班主任吴罗贵。

吴老师在当时是培养出很多医科学生的英文名师，有一天，他突然要我去参加他的课后英文补习班，他说我有很大的潜力，应该进行多方面学习。班上有600多个高中生，老师还特意安排我坐在第一排。

我原本就讨厌补习，上了3个月后，便开始逃学。但过了几天，午休时间不曾出现在教室的吴老师，拍拍我的肩膀要找我谈谈。我一直记着他当时的眼神，同时带着失望与期望。他告诉我，他让我补习，不是为了一点点补习费，而是希望我能提升英文能力，希望我再回去上课。

这次，我乖乖听话，因为我看到他眼里的期望。英文成为我高中时代唯一补习的科目，老师的赏识与坚持，自此奠定了我终生的英文基础。

我的第一次英文演讲是在2007年韩国首尔举办的亚太肥胖医学会上，这年也是我开始从事减重手术的第2年，演讲题目是"胃绕道手术的学习曲线"。

原本我还有些胆怯，但是之后发现只要带着无比的勇气上台，好像就没那么困难。跨出这一步，我开始对国际学习产生浓厚兴趣。

尤其在外科领域，大部分是名医的天下，中国台湾地区的医生要站上国际舞台并不容易，要把眼界放至全世界，才能创造我们的舞台。

虽然我在中国台湾地区已经累积了相当多减重手术的经验，但我还是坚持在繁忙的公务之余持续进修，包括到意大利观摩手术，到纽约学习最佳的患者照护，出国参与会议等。这些国际经验，让我能进一步思考如何将手术做得更好，也对我在建设国际代谢形体医学中心时发挥了极大帮助，能给患者提供最顶尖的国际化服务。

这几年我除了建构国际性的中心、建立国际患者就诊渠道，更陆续取得亚太区首家国际评鉴、主办国际会议、教育亚洲各国医生、发表科学文献、出版中英文书籍与撰写章节、创办支持教育协会与国际学会的成绩，除了亚洲，也受邀在美国、英国等国家进行手术示范与演讲。这些经历得以展开，回头来看，都与英文能力的奠基与国际学习紧密相关。

这本书的编写历经两个寒暑之久，除了因为刚好遇到我转换职场，还有一个原因则是全球医界对于肥胖致病机制与治疗方式的研究不断快速更新，几乎每天都有令我们惊讶的新发现。

本书以目前最新的科学文献与证据为基础，以近4 000位手术患者的结果为辅，给读者提供从基因到细胞、从大脑到肠道、从生理到心理的有关肥胖治疗与代谢手术的最新发现与结果。当然，医疗科学的发现与发明日新月异，唯有医疗人员持续不懈的学习，才能为民众提供最佳的医疗质量。

在这里，我要感谢台湾中国医药大学蔡长海董事长与李文华校长的支持、附属医院周德阳院长与郑隆宾老师的关爱，更要感谢国际代谢形体医学中心成员与家人无尽的付出，使得我在这一年转换职场时，仍然能够腾出相当有限的时间完成《肥胖和你想的不一样——减重手术教父破解人体代谢密码》这本书，希望它能丰富医学同侪的书库，也能让民众一窥肥胖医学的奥秘。

最后，谨将此书献给吴罗贵老师，感谢老师那份关爱的眼神，让我能在西方医学环境中依然能悠然而自在地学习，也能将自己所学贡献给国际社会。

生命没有尽头，除非你停止前进。我们正处于全球环境整合的关键时期，也愿此书能鼓励新时代的年轻人，准备自己，走向世界。

黄致锟

中国医药大学（台湾）附属医院国际代谢形体医学中心院长

目　录

第一部分

为什么会胖

吃得太好，动得太少，
让中国台湾地区的肥胖率高居亚洲之冠。
如果你容易饿，食欲特别好，
没两下就把东西吃光光，
小心，你可能是易胖体质。

父母胖，你也会胖吗？
控制卡路里，就能瘦下来？
吃什么，怎么吃，
才能摆脱肥胖？
你不可不知。

第一章　胖不胖，谁说了算？

李某，家住屏东县佳冬乡，因为脚部受伤，不良于行，就一直"宅"在家中。他的体重原本就破百千克，受伤之后，因为他没有运动，加上饮食没有节制，体重直线上升，最后连站都站不起来，只能在地板上匍匐前进。

然而，他和家人都不觉得肥胖是什么大问题。但平时会派志愿者帮他擦澡的慈善团体却认为应该要设法改善他的体重，于是请我前去评估，看看能不能帮他做减重手术。

尽管之前我已经治疗过7例200千克以上的肥胖案例，但第一次去他家中探访时，看到他的模样，我还是被吓了一跳。

他的态度却是毫不在乎，对我也爱理不理，只拿出一张慈善团体给他的剪报说："他们要我去找这位医生啦！"结果他瞄了瞄剪报上的照片，再看看我，才恍然大悟："啊，原来他们要我找的医生，就是你啊！"

1　亚洲第一胖，重达261千克

在我的劝说下，他决定到医院治疗，并接受减重手术，问题是，就算是叫了救护车，他也没办法自己站起来走上车。

最后，我们动用了10多个人，才用被单把他抬出来，后来发现救护车也"装"不下他，只好改用小货车将他送往医院。到医院后进行测量，发现他不仅体重惊人，达到261千克，身体质量指数（Body Mass Index，BMI）高达92，媒体封他是"亚洲第一胖"一点都不夸张。

像李某这样的患者，不用说，就是太胖了，如果不通过减重手术，是无法解决他的体重问题的。但是，若没有胖到那么极端，人们该怎么判断自己可能已是"肥胖成疾"呢？

2　全球有超过20亿人体重过重

把肥胖贴上"疾病"的标签，绝非危言耸听。

吃得太好，动得太少，使得现代人体重节节上升，因此肥胖成为了日趋严重的文明病。

早在1977年，世界卫生组织（World Health Organization，WHO）所制定的国际疾病分类编码，就将肥胖定为278.00，病态性肥胖定为278.01。1985年，在美国国家卫生研究院（National Institutes of Health，NIH）与肥胖相关的研讨会上，便直指肥胖是一种"疾病"（disease）；2014年，美国医学会（American Medical Association，AMA）更是明确地将肥胖定义为疾病。

究竟是否应该将肥胖当做一种疾病来看待，至今医学界仍有不同的声音，然而，不可否认的是，肥胖是影响健康的重大风险因子，糖尿病、高血压、心脏病、高血脂等慢性疾病，常伴随肥胖发生，而与肥胖有显著相关的睡眠呼吸暂停综合征，更直接会对生命造成威胁。

肥胖已是全世界的问题。

根据世界肥胖联盟（World Obesity Federation，WOF）的研究，全球的过重人口数将会由2014年的20亿人，上升至2025年的27亿人。

在西方国家中，最具代表性的"肥胖大国"美国，肥胖率居高不下。根据2016年6月《美国医学会期刊》（*The Journal of American Medical Association*）的一篇论文显示，2013—2014年，全美男性的肥胖比率（BMI>27）为30%，女性的肥胖比率更高，达40%。

3　中国台湾地区肥胖率居亚洲之冠

中国台湾地区的健康状况也不太乐观，成人过重及肥胖比率（BMI>24）为43%，其中男性为48.9%，女性为38.3%。另外，2013年小学生过重及肥胖比率为30.4%，其中男童为34.2%，女童为26.2%；2013年初中生过重及肥胖比率为29.8%，其中男生为34.3%，女生为25.0%。和亚洲其他国家及地区相比，中国台湾地区成年人及儿童肥胖比率皆为亚洲之冠。

对个人来说，肥胖是健康的隐形杀手；对社会来说，肥胖导致的各种慢性疾病，势必造成整个医疗体系的负担。因此，了解肥胖，进而防治肥胖，绝对是全民必须要正视、关心的议题。

然而，当我们开始透视肥胖这种"病"，首先要厘清的是，该如何定义"肥胖"？

我曾经遇过一些患者，外表可能比较"圆润"，就是一般人说的"肉肉的"，虽然被身边的亲友逼着来就诊，但是他们并不觉得自己胖；也有明明看起来瘦瘦的女生，却觉得自己胖，想来做减重手术。

4 计算BMI，看看是否肥胖

胖或不胖，当然不能只是一种"感觉"，必须要有客观的标准。

当身体脂肪过度堆积超过正常比例时，就是肥胖。衡量体重标准最常见的是BMI，其计算方法并不难，就是把自己的体重（kg）除以身高（m）的平方值所得的数字。

当BMI<18.5，属于过瘦；18.5≤BMI<24，属于健康体重；24≤BMI<27，就是过重；27≤BMI<30，是轻度肥胖；30≤BMI<35，是中度肥胖；BM≥35，则是重度肥胖。

当BMI≥40，即为病态性肥胖，或是BMI为35~40、出现因肥胖而引起的并发症（亚洲的标准为BMI≥32，或是BMI为27~27.5的糖尿病患者），就应该考虑进行减重手术。

5 BMI虽简便却不够精准

一般人对BMI应该都不陌生，但是对于BMI的起源，可能并不清楚。BMI出自19世纪的比利时人阿道夫·凯特勒（Adolphe Quetelet），当初他是为了帮助法国和苏格兰军队找出"身材平均"适合加入军队的人而创造了这个计算方式，没想到日后竟成了判断是否肥胖的指标。

BMI的优点在于容易计算，只要有身高、体重就可以计算了；但是，过于简便也成为它的主要问题。美国流行病学者罗斯曼（K. J. Rothman）就曾经指出，BMI没有考虑到受测者的年龄、性别、骨架、脂肪分布以及肌肉质量，并不是一个能够正确测量出人体肥胖状况的指标。

6 BMI无法反映性别、年龄差异

举例来说，当一个人年龄渐长，体内的脂肪会累积（变胖），而肌肉则会流失，但是体重却保持不变，BMI便无法反映出变化，而有些运动员明明没什么脂肪，但是因为身上肌肉厚实，造成BMI偏高，这也是一种误差。

BMI也无法反映性别的差异。即使拥有相同身高、体重的男性和女性，两者的BMI相同，但是女性体内脂肪所占比率会大于男性。

另外，青少年由于身体还在发育，加上此阶段相对于身高，他们的体重本来就会偏重，所以也不适合用BMI来判断是否过重。

我们不难理解，由于以往的测量工具不发达，才会广泛使用BMI，对于一般人来说，BMI的确提供了一个初步的参考指标，但是，你是不是真的太胖了，并不是看BMI就能算数。

7　腰围超标，是健康警讯

BMI的致命伤，就是无法有效反映身体的脂肪分布。

人体的脂肪有两种：皮下脂肪和内脏脂肪。前者顾名思义，就是附着在皮肤之下的脂肪；后者则是附着在腹部、胃肠周围的脂肪组织。

外观看起来圆润的人，通常就是囤积了比较多的皮下脂肪；四肢瘦瘦的，却有个大肚腩，则是腹部积存了太多的内脏脂肪，称为中央型肥胖。

内脏脂肪过多会导致慢性炎症、胰岛素抵抗、高血压、高血脂，以及增加血栓形成，引发心脑血管疾病等。内脏脂肪囤积太多的中央型肥胖，就是危害健康的警讯。

中央型肥胖可以从简单的腰围以及腰臀比来判断。根据国际糖尿病联盟（International Diabetes Federation，IDF）所发表的标准，东方男性的腰围应小于90厘米，女性应小于80厘米。

腰臀比是腰围相对于臀围的比例，即腰围除以臀围。按世界卫生组织的标准，亚洲男性与女性的腰臀比分别为0.9与0.8以下。相较于BMI，腰围及腰臀比更能反映出新陈代谢情况，更能准确预防中央型肥胖。

如果你的体重看似正常，或是稍微过重，但是腰围超过标准，代表你罹患心脏病、糖尿病的风险偏高，就必须有所警觉。

8　站上体脂计，体脂率一目了然

既然脂肪的分布决定了一个人的肥胖程度，那么体脂率（BODY FAT）当然就是更具体的指标。

测量体脂率的方式很多，如水中测量法、计算机断层扫描、骨质密度检测等，都能测量出身体的脂肪含量。拜科技所赐，坊间很容易就能买到体脂计，通过生物电阻测量法，能非常方便地得到体脂率。

根据台湾地区卫生事务主管部门所制定的台湾地区体脂率标准值，30岁以下男性为20%、女性为25%，30岁以上男性为25%、女性为30%，超过标准值即为肥胖。很多体脂计不但能测体脂率，还能测出内脏脂肪，指数为1~9是标准程度，10~14略高，15以上就算高了。基本上，内脏脂肪为10以上者，就容易罹患糖尿病、高血压、高血脂等疾病。

9　是否肥胖，须由医生综合判断

从BMI、腰围、腰臀比到体脂率，都是判断肥胖程度的指标（表1），但是，当患者因为体重问题到医院求诊时，医生除了要看这些指标，还要抽血检验，看患者是否有高血压、糖尿病，综合各种数据，才能判断肥胖程度是否严

表1　肥胖检测方式比较表

检测方式	检测优缺点
体重	快、容易、成本低、可自行测量
腰围、腰臀比	快、容易、成本低，主要用于检测中央型肥胖，可配合BMI、内脏脂肪质量及体脂率一起检测
身体质量指数（BMI）	快、容易、成本低，不够精确
皮下脂肪厚度	测试皮下脂肪最简单的方式
中央肥胖质量（CFM）	精准度高，但检测费用稍贵
内脏脂肪质量（VFM）	精准度高，但检测费用稍贵
体脂率（%）	精准度高，但检测费用稍贵
计算机断层扫描	精准度高，但检测费用昂贵，有辐射损伤
核磁共振	精准度高，但检测费用昂贵，无辐射暴露

重到必须采取手术治疗。

　　有些年轻的患者，BMI虽然超过35，但是经过检查之后，既没高血压，也无糖尿病，或许有轻微的打鼾，倒也没有睡眠呼吸暂停综合征，平日没有感受到同侪的歧视，跟异性交往也正常，这时候我通常会建议对方减重，暂时没有做减重手术的急迫性。

　　回到一开始的问题：一个人是否太胖了，到底该谁说了算呢？我的看法是，即使有各种指标可以参考，最后还是要由医生来判断，才是正解。

第二章　父母胖，我就会胖？

我的父亲生前有肥胖问题，叔伯们也有糖尿病，其实，身为减重医生的我，本身也是易胖体质。

记得就读高中时，我的体重一度升到75千克，因为缺乏运动，一身松垮垮的赘肉，看起来更像是80多千克。后来我到成功岭受训，因为运动量大增，体重降到了62千克，同学的妈妈看到了，一时都认不出我来。即使到了现在，我还是容易发胖。有时候有应酬，或是稍微吃得好一点，体重的数字就会悄悄往上爬，这时候我就得赶紧调整饮食、加强运动来控制体重。

检视肥胖的成因，不外乎是先天遗传和后天环境两个层面。根据1998年发表于《科学》（Science）期刊的论文，人体BMI的变化，有40%~70%是受到遗传的影响，也就是说，"易胖"的父母，生出"易胖"子女的概率还不小。

因此，肥胖有时候不只是一个人的困扰，也是整个家族的负担。我的患者之中就有不少例子是家人轮流来做手术，有些是父母做完之后带子女来做，有些则是小孩做过手术后，父母觉得效果很好，决定自己也来动手术。

1　肥胖与基因有关

其实，直到20世纪90年代初期，社会上还是普遍认为，肥胖只是一种行为失调，是因为缺乏意志力和自我控制能力，才导致体重过重。但是，后来的研究发现，肥胖和基因有着相当密切的关系。

1994年，美国遗传学者杰弗利·弗德曼（Jeffrey Friedman）发现"肥胖基因"的存在。他和另一位学者道格拉斯·柯尔门（Douglas Coleman）合作，用了两种容易肥胖、罹患糖尿病的老鼠来做实验，找出它们过度进食的原因。

结果发现，第一种老鼠的肥胖细胞带有缺陷，导致"瘦素"（leptin）分泌不足。瘦素的作用是抑制食欲，进而避免吃得太多，当体内缺乏瘦素，食欲就会难以获得满足。而第二种老鼠也是基因有缺陷，导致身体无法对瘦素产生反应，因此也难以控制进食行为。当时，人类基因体测序的技术尚未成熟，但是弗德曼的研究已经揭露，人体内的瘦素分泌不足会导致过量进食，进而造成肥胖，而基因的缺陷，是影响瘦素分泌的主要原因。

2001年2月，《自然》（Nature）和《科学》（Science）期刊分别公开了人类基因体的基因图谱，两年后，人类基因译码成功，肥胖和基因相关的研究因此发展得更为快速。2004年，研究人员已发现，超过425种基因，可能会直接或是间接造成人类的肥胖。

这些基因会编码某种蛋白质，在人体内发生作用。有些基因会影响食欲，如NPY、LEP、POMC、MCR4；有些基因会影响热量的消耗，如UCP1、UCP2、UCP3；有些基因会影响代谢，如ADRβ2、ADRβ3、FABP；有些基因则会影响脂肪生成，如PPAR、RXR、C/EBP。

2　肥胖基因让人容易饿

2007年，英国科学家又发现位于人体第16号染色体上的肥胖基因（fat mass and obesity associated，FTO）。这种基因会抑制新陈代谢，降低能量消耗率，让人体更容易囤积脂肪，并改变人体内饥饿素（ghrelin）的浓度，能使人更容易感到饥饿，因而摄取更多热量。

FTO是一种成双出现的等位基因，分为显性和隐性。每个人会从父母身上分别得到1个FTO基因，同时得到两个显性的FTO基因的人，比起带有隐性基因的人，得病态性肥胖的概率就会高出70%。

另外，2012年，日本的学者研究发现，人体内的GPR120基因发生变异时，会导致人体累积脂肪；2013年，科学家又发现ARIA基因会妨碍脂肪燃烧，若能抑制这种基因，就能降低发胖的概率。

顺便一提，肥胖基因的特色之一，就是让我们变得容易饿，食欲特别强烈。如果你进食时，总是等不及开动，吃起东西，速度极快，不用几分钟，就吃得盘底朝天，可能你就是属于易胖体质了。随着遗传研究的进展，统计整理出愈来愈多的肥胖基因，然而身上带有肥胖基因，就一定会变成肥胖人士？倒也未必。

3　打开肥胖基因的开关

让我们回想一下，在过去物资缺乏的年代，当时的人身上也带有肥胖基因，但是肥胖人士并不多见，为什么呢？因为环境并没有给他们发胖的机会。

我喜欢把基因比喻成一种"开关"，即使你身上有肥胖基因，当基因的开关没有被打开，就不会发生作用，相反，当后天的环境打开了身上肥胖基因的开关，就很可能发胖。

打开肥胖基因的诱因，来自我们的生活形态。相较于过去，现代人的肥胖比例高出许多，而我们的生活形态，就是导致肥胖的温床。

现代人进食，"享受"的目的高过"生存"，吃进去的"食品"也多于"食物"；为了求"好吃"，往往加入大量油脂、盐分、糖分、化学添加剂，热量很高，吃多了不但容易发胖，也会导致身体炎症，造成各种慢性疾病。

跟其他亚洲国家及地区相比，中国台湾地区居民对含糖饮料特别情有独钟。据调查，89%的初中生、85%的高中生与77%的成人，每星期至少喝一次含糖饮料。满街的饮料店不说，可选择的品种还相当繁多，常见上班族餐后人手一杯饮料。中国台湾地区的肥胖比例是东亚的第一名，含糖饮料盛行，绝对是主要原因。

前面提到261千克的"亚洲第一胖"，他因为脚受伤，整天待在家里，缺少运动，因为南部天气热，母亲为了让他"退火"，天天让他喝大瓶的沙士，难怪体重一发不可收拾。我发现，很多父母都没有意识到含糖饮料的危险性。我有一对患者是母子，他们来求诊时，母亲大约40岁，儿子13岁，两人都有糖尿病。问诊之后，我发现儿子非常爱喝奶茶，我问那位母亲："你明知自己有糖尿病病史，为什么还让孩子一直喝奶茶？"对方居然一脸诧异地回答说："我没想过喝奶茶会导致糖尿病啊！"

4　活动量不足，容易发胖

让现代人更容易发胖的另一个原因，就是活动量不足。50年前的中国台湾地区，肥胖人群很少，除了食物的资源有限，当时的人们多半从事劳务工作，会消耗热量，并训练肌肉，自然不容易肥胖。

现代社会则走向了静态生活，在工作上，绝大多数的白领工作，几乎都是久坐不动；即使是属于劳动的工作，因为科技的发达，所需要付出的劳动量也减少许多。工作之余，现代人最常见的娱乐，就是看电视、上网、打电游，也是偏向静态。有研究发现，从1980年后，肥胖率的增加跟活动量的减少、久坐行为的增加成正比。

我曾经看过一部短片，描述未来人类的模样：因为一切都由机器代劳，人类全成了肥胖人群，坐在输送椅上，手脚皆萎缩，只留下一根大拇指（为了要触控），真是令人怵目惊心，但是，如果人类一直过着这种静态生活，难保不会有这一天的到来。

另外，现代的"夜猫子"很多，经常熬夜，也是触发肥胖的诱因。

闽南语童谣："婴仔婴婴困，一眠大一寸。"小孩子如果有足够睡眠，就容易长高。那是因为在睡眠时，人的身体会分泌生长激素，对幼儿来说，会促进发育；对成人来说，则能促使脂肪燃烧、保持脂肪和肌肉量。生长激素本来就会随着年龄的增长而减少，若是还有熬夜的习惯，除了会变胖，还会出现精神不振、免疫功能下降、激素失调等一堆后遗症。

5 三个小孩一个胖

生活形态的改变，除了让肥胖人口增加，也让肥胖年龄层下降。

根据中国台湾地区卫生事务主管部门的调查显示，本地区12岁以下肥胖及过重儿童的比率已高达31.3%，目前居亚洲之冠，可以说是"三个小孩一个胖"。别小看儿童、青少年的肥胖问题，肥胖对他们的影响可能是一辈子。

找我做减重手术的患者中，目前年纪最低的纪录是12岁。他来自一个肥胖家族，母亲、姐姐都分别做过手术。手术前，他体重超过90千克，因为整个人又矮又胖，在学校遭到歧视，因此变得郁郁寡欢，而且他还出现睾丸酮分泌不足的问题，持续在医院打雄性激素，但是效果不大。虽然他才12岁，但是肥胖显然已经对他造成困扰了；如果继续放任他胖下去，不难想象日后身心健康都会出现问题。

我为这位低龄患者做的是束带手术，术后他的体重就掉了下来，而且身形也拉高起来，整个人变得非常斯文，跟手术前判若两人。

6 想减肥，青春期是关键

肥胖基因的开关一旦被打开，就会是一场长期抗战，因此我建议家有过重儿的父母亲，孩子进入初中前以及青春发育期，因为体内的激素还在改变，所以这是改善肥胖问题的关键阶段；如果过了青春期还继续胖下去，肥胖的困扰可能会跟随他一生。

像我是易胖体质，代表下一代非常可能有肥胖基因。为了避免他们日后为肥胖所苦，我很重视孩子们的饮食习惯。除了少吃高糖、高油食物之外，我也不会用食物作为犒赏的方式，因为这么做，会让他们将食物和大脑中的"奖励系统"产生链接，后遗症就是倾向从食物中寻找满足感，进而依赖食物作为情绪上的出口，成为肥胖的导火线。

另外，很多有小朋友的家庭，餐桌上常出现的一幕，就是孩子不想吃东西，于是家长就到处追着孩子喂食，这样的场景不会出现在我们家。用餐时间，如果孩子不饿，不吃也没关系，我的出发点是尊重孩子的食欲；饿了才进食，这才是最符合生理本能的做法。这么做，孩子也不会养成不饿仍继续吃东西的习惯。

虽说我们无法改变身上的肥胖基因，但是肥胖基因会不会让我们变成肥胖人士，最终还是由生活形态和饮食形态来决定。只要能够维持健康而稳定的生活形态，不论是我们自己还是下一代，仍然可以跟身上的肥胖基因和平共处。

第三章　吃什么？怎么吃？

前几年，韩剧《来自星星的你》风靡全台湾地区，在剧中女主角千颂伊爱吃韩式炸鸡配啤酒，让一票粉丝开始流行大吃韩式炸鸡配啤酒。我有位患者，一星期总是吃个两三回，而她搭配的饮品，则是非常台式的珍珠奶茶，这么吃，体重当然会飙升。

当身体吃进去的热量大于消耗的热量，就会累积转成脂肪存在体内，造成体重增加。照这个来看，如果我们能减少吃进去的热量，或是增加消耗的热量，就能降低发胖的概率。

很多人提到减肥，基本不脱离"少吃""多动"两种方法。运动的确能锻炼肌肉、加强代谢，让我们变得更健康，但是就"消耗热量"这一点来说，效果可能不如我们预期的那么好。比方说，慢跑30分钟，大概消耗306卡路里；在健身房骑飞轮30分钟，则消耗约398卡路里，而一杯700毫升的珍珠奶茶，热量就高达653卡，如果是慢跑，大概得跑上80分钟才能消耗掉。

1　运动效果慢，控制饮食如何？

既然运动所消耗的热量有限，那么从饮食上来控制我们吃进去的热量，应该就能达到减重的目的吧？于是就有人采取"卡路里减肥法"，每天斤斤计较自己吃进了多少热量，以为摄取的热量愈少，体重就会掉得愈快，结果却发现，体重计上的数字，并没有发生预期的结果。那是因为，在卡路里之外，"吃什么"和"怎么吃"，一样也很重要。

2　选择低升糖指数食物

在热量相同的前提下，吃进一碗白米粥，跟吃进一碗糙米饭，对身体的影响并不相同，差别在于升糖指数（glycemic index，GI）。

GI代表食物经胃肠道消化吸收后，使血糖上升速度的快慢。GI值愈高，血糖上升速度愈快，愈会刺激胰岛素的分泌，让人更容易饥饿，而且摄入的食物热量更容易形成脂肪，当然就更不利于减重。

如何判断自己吃的是高GI还是低GI的食物？有几个快速检视的指标：

（1）含纤量：一般来说，纤维含量越高，GI相对较低。含丰富膳食纤维的糙米，有助减缓淀粉的分解和吸收，其GI比白米低许多。

（2）含糖量：含糖量高的食物，容易使血糖急速上升，进而刺激大量胰岛素分泌，促使体脂肪形成，因此GI高。

（3）加工度：加工食品比天然食物的GI高，像多重加工的肉松，GI就比天然的猪肉高。

（4）淀粉糊化程度：任何淀粉类食物过度煮烂糊化，都会增加食物的GI，像白粥就属高GI食物，很多人因为减肥，就不吃白米饭，改吃粥，其实是错误的认知。

在相同的热量下，当然要吃低GI的食物。但是要小心的是，低GI食物不一定热量低，吃多了也会发胖。

3　多摄取蛋白质可抗肥胖

在人体的热量消耗上，基础代谢率扮演着关键的角色。基础代谢率低的人，热量不易消耗，也比较容易发胖。如果想提高基础代谢，除了要通过运动增加肌肉比，多摄取优质蛋白质，像奶类、肉类、蛋类外，豆浆及其他豆制品中的植物性蛋白都能促进基础代谢。

一项名为"DiOGenes"的研究计划，在2005—2007年，针对荷兰、丹麦、英国、希腊、西班牙、德国、保加利亚、捷克等国的932位体重过重者，先通过8周的低热量饮食，让每个人减去约11千克的体重，然后分为5组，进行为期26周的差别饮食计划，其中1组为控制组，另外4组则在蛋白质和GI上做变化，而总热量都是相同的。

结果发现，高蛋白质（比控制组多摄取5.4%）、低GI的饮食都能有效降低减重后的复胖。结合这两者的饮食，不但对于后续的体重维持效果特别好之外，在血压、血脂的数字上也出现了改善。高蛋白质饮食的效果，甚至可以维持一年。简言之，只控制卡路里的数字，并不保证你就能瘦下来。少糖、少脂、低GI，并摄取足够的蛋白质，吃对了食物，才能帮助你对抗肥胖，正是"吃对，瘦一身；吃错，胖一生"。

4　不吃早餐容易胖

至于"怎么吃"，则跟我们进食的时间和频率有关。

西方有句谚语："早餐要吃得像国王，午餐要吃得像王子，晚餐要吃得像乞丐。"说的正是早餐的重要性。吃早餐不但有益健康，也能帮助减肥。

麻省大学医学院（University of Massachusetts Medical School）对499名参与者进行了为期一年的研究，结果发现早上不吃早餐，跟肥胖有着显著的相关。经常不吃早餐的人（在受测期75%的日子里都没有吃早餐的人）的肥胖风险，比起固定会吃早餐的人（在受测期95%的日子里都有吃早餐的人）的肥胖风险高出4.5倍。

为什么不吃早餐容易导致肥胖？人体在早上开始启动新陈代谢，这时候吃进的热量，比较容易消耗掉。不吃早餐的人，为了维持所需基本热量，晚上会比较容易饥饿，甚至还会吃夜宵。然而，人体在晚上是处于休息状态，很多有助消耗热量的内分泌都会减少，这时候摄入的热量，或是不容易消耗，或是不为细胞所吸收，更容易积存在体内，导致肥胖。

5　少量多餐，降低肥胖概率

除了要吃早餐，吃对早餐也很重要，最好选择低GI的食物，其含糖量低，纤维含量高，消化速度较缓慢，摄取后的血糖浓度波动小，不容易产生饥饿感，下一餐就不会想吃更多。这项研究同时也发现，少量多餐（每天吃超过4次或以上）的人比一天只吃3餐或以下者，少了45%的肥胖概率。原因是，如果一天内用餐次数很少，通常一次会吃很多，引起胰岛素分泌快速增加，导致血糖以脂肪形式储存。

6　吃太快容易发胖

进食速度太快，也是促成肥胖的隐忧。因为当我们在进食时，大脑需要时间来接受"吃饱了"的讯息；吃太快时，当大脑还来不及反应，我们就已经吃过量了，当然就可能发胖。

美国罗得岛大学（University of Rhode Island）教授凯瑟琳·曼莲森（Kathleen Melanson）曾比较吃饭速度不同的人吃东西的量，结果发现，吃饭速度快的人每分钟会吃下约88克的食物，中等速度的人每分钟可吃下约71克的食物，而吃饭速度慢的人每分钟只能吃下约57克的食物。

《英国医学杂志》（British Medical Journal，BMJ）曾经刊登一篇日本的研究，指出吃东西愈快或是一定要吃到饱才停止的人，发胖的概率要比正常人高出3倍之多。

要放慢进食的速度，最好的方式就是细嚼慢咽。美国爱荷华大学的研究也印证了这点：如果将每次咀嚼的次数提高为平时习惯的两倍，随着吃东西的时间延长，大脑真的有充分时间可以感应到"吃饱了"，食量就会比平常减少15%。

另一项日本的研究，则是针对一群平均用餐时间为17分12秒的人，在使用节拍器计算的方式下，咀嚼次数每分钟增加到88次，用餐时间比平常增加将近1倍，而他们所摄取的平均食量，从693克下降到528克。

进食时，不但要慢慢地吃，还要细细地咀嚼，这样不但能够充分感受食物的风味，还能增加饱足感，让人不会吃进过量的食物与热量，降低肥胖的概率。

7　减重手术后的饮食习惯

对于本身已经有肥胖问题的人，要改变饮食习惯，其实并不容易。特别是那些习惯用暴饮暴食纾解压力的人，对食物更是没有抵抗力。这时，通过减重手术改变胃肠道结构或是容积，便为他们提供了改变饮食习惯的契机。

进行减重手术后，患者必须让自己的饮食习惯符合以下几个原则：

（1）进食速度必须放慢：手术会改变食量，以前可以吃两个盒饭的人，术后可能吃不到半个盒饭就有饱足感，那是因为胃容量变小了。如果进食速度太快，容易导致恶心、晕眩等不舒服的感觉，所以一定要放慢进食速度，最好每次有30分钟的用餐时间。

（2）少量多餐：因手术后食量变小，通常很自然就会调整为少量多餐。但是，即使是"少量"，"吃什么"还是很重要，如果患者还是选择高热量的食物，减重效果就会不够理想。

（3）充分咀嚼食物：手术之后，大块食物会让患者的肠胃很不舒服，因此，随着进食速度放慢，吃东西也一定要充分咀嚼，才能下咽。

（4）避免多油、多糖食物，补充高蛋白食物：患者术后还是吃高热量的多油、多糖食物，除了会带来肠胃的不适，也会影响减重效果。因此，必须远离这一类食物。而高蛋白食物有助于自身修复，可以适量补充。

（5）补充综合维生素：进行减重手术后，会影响肠道对营养素的吸收，为避免微量营养素不足，必须定期补充多种维生素。

我常跟患者说，减重手术是一种改造和重建的工程，医生能做的是帮你改造和重建你的胃肠道系统，而患者本身也要调整自己的饮食习惯，如果术后在饮食上依然故我，可能达不到预期的手术成效。

8　果汁、汤品热量高，也要节制

像有的患者术后回诊，就向我抱怨："医生，我明明食量变小了，为什么体重还是掉得这么慢？"经过我仔细询问，发现问题还是出现在患者的饮食习惯上。

比方说，因为术后无法吃进太多食物，可还是爱吃，于是就转换食物摄取的方式，把固体变成液体，喝很多果汁、汤品。这些虽然是液体，但是果汁含糖量高，汤品更是高热量食物，食量看似变小，但还是摄取了很多热量，难怪体重不太容易降下来。

因此，患者做完减重手术后，必须彻底改变心态，不再通过食物舒缓压力和获得满足，才能够有效减肥。像有些患者在术后，变得爱看食谱、烹饪类节目，通过视觉上的满足来转化口腹之欲，有助于减轻他们对食物的依赖。

如果实在没有办法改变长期的饮食习惯，有时候我会安排患者接受心理咨询师的增强自我控制能力课程与训练，让他们重新塑造良好的饮食习惯。

第四章　胃肠好，健康又不老

我们的身体，比你想象的要"热闹"许多。

数以亿计的微生物寄居在我们的身体里，其中有99%都是住在肠道中，而这99%的肠道菌，又有99%住在大肠中，1%在小肠中。

2005年，美国斯坦福大学（Stanford University）的大卫·雷蒙（David Relman）教授在《科学》期刊上发表了一篇论文。他发现，人的肠道菌比我们想象的还要复杂，不是几百种，而是几千种。它们提供养分，调控肠道细胞的发育，并决定了免疫系统能否成熟发展，犹如人体中的"必要器官"。

在我们谈肠道菌之前，可能得先认识一下人体的肠道系统。

1　认识肠道和肠道菌

我们的消化道始于口腔，结束于肛门，长约10米，而肠道就约有8米，包括5~6米的小肠，以及1.5~2米的大肠。小肠分为十二指肠、空肠和回肠，大肠则分为盲肠、结肠和直肠。

小肠内层黏膜上布满了绒毛，每平方厘米的肠壁上约有2 000根绒毛，总面积约有两个网球场那么大。每一根绒毛中分布着微血管及微淋巴管，将吸收进来的养分迅速地运送到全身。至于大肠，内壁平滑，没有绒毛。大肠会吸收水分，将食物残渣固化为粪便，排出体外。

寄居在人体内的肠道菌，除了能帮助消化食物和吸收营养（包括蛋白质、糖、脂肪、铁、钙及维生素D，合成维生素B、维生素C、维生素K、烟碱酸和叶酸等），维持正常的肠道运动，还可以刺激和促进身体的免疫系统，当肠道菌生态处于平衡时，可抑制肿瘤的发生和发展，并减少胆固醇的吸收，降低血液内毒素的浓度，具有抗衰老的功能。

广告上说"胃肠好，人不老"，并非夸大之词，现在医学界都知道，健康的第一步，就是从顾好肠道开始做起。

2　好菌与坏菌互争地盘

那么，这些跟我们健康息息相关的肠道菌，是怎么来到我们身体内的？

当胎儿还在母亲的子宫里时，肠道几乎是无菌状态。然而，随着胎儿要呱呱坠地，经过产道时，产道中的菌就进入胎儿肚子里。出生之后，环境中的一切，包括呼吸的空气，都会把细菌带给婴儿，短短24小时内，他的肠道内就会住进上百亿的肠道菌，1周后就达到百兆，这些肠道菌将跟他共生共存一辈子。

肠道菌主要属于厚壁菌门（firmicutes）及拟杆菌门（bacteroidetes），总共占了肠道菌的90%。从人体健康的角度，肠道菌可以分为好菌（又称益生菌）、坏菌（又称有害菌）、中性菌等族群。

所谓好菌，包括了乳酸杆菌、双歧杆菌（又称比菲德氏菌）等乳酸菌类，它们会使肠道保持微酸性，抑制坏菌生长，并分泌多种维生素。

坏菌的代表，则有产气荚膜梭菌和葡萄球菌等腐败菌种，它们会对进入大肠的脂肪及蛋白质进行腐败作用，制造出毒素和致癌物质。

至于类杆菌、真杆菌、链球菌等中间菌，平时不好不坏。当好菌占优势，它们就对人体有益；当坏菌居上风，它们就跟着为非作歹。

在肠道内，好菌和坏菌这两派势力，永远在争夺地盘。身体健康时，好菌兴盛；身体衰弱时，坏菌称霸。两者之间，存在着"动态平衡"，双方势力的消长，影响着人体的生理、免疫、神经、心理等各层面的健康，近年来的研究，更直指肠道菌与肥胖存在着密切的关系。

3　消瘦人群的肠道菌生态丰富

关于肠道菌和肥胖之间的关系，早期的研究是比对肥胖人群和消瘦人群的肠道菌生态。

研究者找来同样都是肥胖人群，或是同样都是消瘦人群的双胞胎进行研究，发现消瘦人群体内的肠道菌生态有如雨林，充满着各式各样的肠道菌，特别是拥有多种拟杆菌门，可以将植物淀粉和纤维分解为短链脂肪酸分子，作为身体能量的来源。而肥胖人群的肠内菌生态则较为单调，比起消瘦人群，肠道菌的种类明显少了许多。

但是，这样的差异并不代表肠道菌和肥胖之间存在着因果关系。为了证明两者确有关联，美国华盛顿大学教授杰夫利·高登（Jeffrey Gordon）和团队进行了一系列的老鼠实验。

　　首先，相对于肠道有菌的正常鼠，他们培育出一批肠道无菌的老鼠，给予正常鼠和无菌鼠相同的高热量食物。结果发现，无菌鼠脂肪生成的幅度低于正常鼠。

　　接着，他们再把正常鼠的粪便移入无菌鼠身上，在相同的热量摄取下，无菌鼠的体重快速增加。

　　后来，他们更进一步实验，将一胖一瘦双胞胎人类的肠内菌，分别注入双胞胎无菌鼠肠道内，再喂以相同热量的食物。拥有肥胖人群肠道菌的老鼠比拥有消瘦人群肠道菌的老鼠，除了体重比较重，肠道菌的种类也不及后者多元。

　　高登团队又将实验做了一个小变化，将分别注入肥胖人群、消瘦人群肠内菌的双胞胎无菌鼠关在同一个笼子中。研究显示，让拥有肥胖人群肠道菌的老鼠去吃拥有消瘦人群肠道菌老鼠的粪便，结果两只老鼠都保持一样瘦。

4　肠道菌是肥胖的成因？

　　高登教授认为，胖老鼠的肠道菌生态，对于维持健康的体重和正常的新陈代谢，似乎无法发挥足够的功能。相较于瘦老鼠，胖老鼠血液中支链氨基酸（branched-chain amino acid，BCAA）和酰基肉碱（acylcarnitines）的含量偏高，在有肥胖问题和2型糖尿病的患者身上，也有相同的症状。

　　饮食是塑造肠道菌生态的重要原因，经常吃精制食物，肠道菌生态比较单调，而高纤低脂的饮食则有助于肠道菌的多元化。高登的团队发现，如果喂食的是高热量的食物，有肥胖人群肠道菌的老鼠，即使跟有消瘦人群肠道菌的老鼠同住在一个笼子中，也瘦不下来。高热量饮食似乎有碍于好菌的进驻和生长。

　　90%以上的肠道菌，主要来自拟杆菌门与厚壁菌门这两大族群。高登也发现，胖老鼠的厚壁菌较多，拟杆菌较少。当他将胖老鼠的厚壁菌移入正常体重的老鼠，后者的体重也增加了。

　　高登进一步对人体进行研究，发现体重不同的双胞胎，胖的那一方拥有的厚壁菌数，比瘦的那一方要多，而当肥胖的人减轻体重后，厚壁菌数量下降，而拟杆菌数量上升。

　　肠道菌为什么能够影响体重？可以从两个方面来解释。

　　首先，肠道菌会分解膳食纤维，转换成高热量、可回收的脂肪酸，促进脂肪生成，而厚壁菌门中的菌种，正是此类"资源回收"的高手，而研究也发现，肥胖者身上的厚壁菌门细菌要比体重正常者多出20%，体内的拟杆菌门细菌则比体重正常者少了将近90%。

　　其次，人体内有"禁食诱导脂肪因子"（fasting-induced adipose factor，

FIAF）基因，主要负责编码脂蛋白脂肪酶（lipoprotein lipase，LPL）抑制因子。由于LPL可以水解脂蛋白颗粒的三酸甘油酯，促进脂肪囤积。当FIAF正常运作，就能抑制LPL，从而抑制三酸甘油酯循环，就像是关闭了肠道内脂肪分解回收系统。

然而，高登发现，FIAF会被肠道菌群抑制，导致LPL增多，形同打开了肠道内脂肪分解回收系统，人当然就容易变胖。

前面提到的老鼠实验，通过粪便移植来改变肠道菌系统，未来是否可能应用到人类身上，进而改善肥胖问题？事实上，医学界的确已经有学者在进行相关的研究，只是目前还要时间来印证其有效性。

到目前为止，一般人能做的，还是通过高纤低脂的饮食习惯，来调整自己的肠道菌生态。而另一个可能显著改变肠道菌生态的方法，则是进行减重手术。

5　减重手术会改变肠道菌生态

2013年，美国密歇根大学（University of Michigan）的教授蓝迪·斯莱（Randy Seeley）对胖老鼠进行胃绕道手术，再将它们的肠道菌移入无菌鼠肠道内，后者在两周内体重下降了5%，显示胖老鼠术后的肠道菌生态已和术前有所不同。但是，这项实验显现的还只是短期的效果。

瑞典哥德堡大学（University of Gothenburg）的教授弗雷迪克·贝克德（Fredrik Bäckhed）及其团队，则找来14位曾于9年以前做过减重手术的女性，其中7位做过胃绕道手术，通过限制胃容量及减少肠吸收长度来达到减重效果。7位做过胃间隔手术，即将胃变小；另外还安排了7位未做过减重手术的肥胖女性作为控制组。

研究团队从粪便样本中发现，做过胃绕道手术的实验组，比控制组拥有更丰富多样的肠道菌生态。为了进一步确认，他们将实验组和控制组的肠道菌分别移入无菌鼠的肠道中，结果发现，无菌鼠在移入人类的肠道菌后，体重都增加；但是，跟控制组相比，胃绕道手术组发胖率减少43%，而胃间隔手术组发胖率减少26%。

由于这项研究中，实验组人员距完成减重手术都已经超过9年，贝克德和团队成员认为，减重手术对于肠道菌生态的影响，是显著而持续的（图1）。

为什么减重手术（特别是胃绕道手术）能够改变肠道菌生态呢？

那是因为减重手术不只是缩小胃的空间，还会对身体带来系统性的改变。特别是减少饥饿素（ghrelin）的分泌，并刺激类升糖素胜肽（GLP-1）激素分泌增多，让大脑不容易感到饥饿，而且容易产生饱足感，因而减少食物的摄取量，并改变饮食结构，再促使胰岛素正常分泌，这些改变，都可能直接或间接

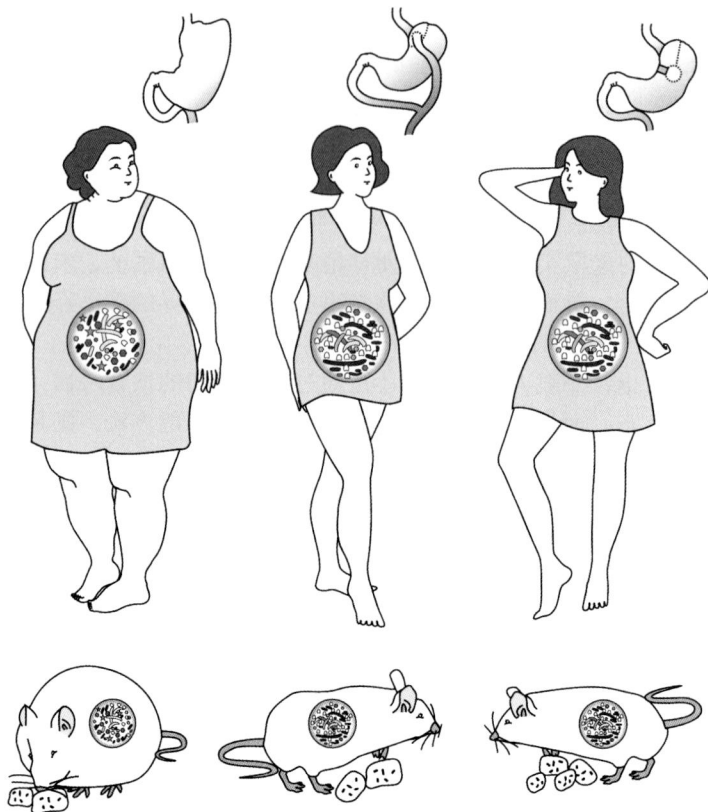

图1　减重手术对肠道菌生态的影响

胃绕道手术（中）和胃间隔手术（右）两种类型的减重手术，会改变女性肠道中微生物的组成。在同样食物喂食的条件下，移植了胃绕道手术或胃间隔手术女性肠道中微生物的小鼠，比移植了未接受手术的肥胖女性肠道中微生物的小鼠，体重明显减轻。

影响肠道菌生态。

　　从2017年开始已经有欧美国家的研究单位进行粪便移植的研究，将体重正常者的粪便干燥后装入胶囊内，让肥胖者吞食，来改变其肠道菌生态，或许某一天会出现粪便贩卖机来供减肥者使用。

6　减重术后可能带来排气困扰

　　减重术会改变肠道菌生态，但是，这种肠道菌生态的改变有时候也可能为患者带来困扰。有个50多岁的患者，我帮他做了胃绕道手术，解决了糖尿病给他带来的困扰。然而，他却变得容易放臭屁，导致他产生了社交恐惧症。原本爱旅游的他，因怕在密闭的交通工具中控制不了排气（放屁），于是也不敢旅游了。

肠道排气的问题，很可能是手术后小肠吸收能力降低，使得食物被分解的速度减缓，加上肠道菌生态也改变了，食物容易在大肠内发酵，所以导致频频排气。如果太过严重，除了少吃会排气的食物（如豆类），可以多吃益生菌，或是请医生开一些调理肠胃的药物，帮助缓解排气的问题。

总体来说，减重手术对肠道生态的改变，就目前的研究成果而言是正向的。也就是说，手术后的肠道生态会比较多元而健康，可以说手术重新塑造了患者的胃肠道"绿洲森林"，而这样的成果或许与手术后的疾病缓解甚至恶性肿瘤发生率的下降有关。

第五章　胃肠激素，左右食欲

很多熬夜的人，大概都有类似的体验，明明已经吃过晚餐，夜深人静时，不知不觉又开始饥肠辘辘了，即使知道夜里吃东西容易发胖，还是忍不住吃了夜宵，饱足之余，难免又有点罪恶感。

其实，如果半夜没睡着，想吃东西是生理的必然反应。根据华盛顿大学（University of Washington）的教授大卫 E. 康尼（David E. Cumming）针对一天24小时内，体内饥饿素分泌状况所做的研究，高峰期分别落在早上8点、中午12点、晚间7点以及凌晨1点左右的时段，我们一日3餐的用餐时间，正好落在前3个高峰，不是没有道理。

在前面的章节中，我们已经提及，饮食失调是导致肥胖的主要原因。有些人的食欲就是特别好，吃完正餐，还想吃点心，点心之外，还要补充零食。有些人则是食量特别大，胃就像是个无底洞，我曾经接诊过一位患者，平时吃饭就是三大碗起。

不论是食欲还是食量，其实都跟我们肠胃的激素有关。我们的饮食行为，受到这些激素的调控，因此也影响我们是否会发胖。

1　胃肠道，人体的第二个脑

人的身体里，存在两个大脑，第二个"脑"就是胃肠道，这已经是近年来医学界的共识了。

胃肠道拥有大脑之外最复杂的神经系统，这里分布着多达上亿个神经细胞。除了消化功能，还会释放出各种胃肠激素，影响全身大小器官，包括大脑。正是因为这些激素对大脑传达了信号，我们才会有饥饿感或饱足感。

这些会影响食欲的激素包括了饥饿素、胆囊收缩素、多肽YY、胰多肽、泌酸调节素、类升糖素胜肽、瘦素。

- 饥饿素（ghrelin）：被发现于1999年，是由28个氨基酸所组成的肽类激

22

素，主要是从胃、胰脏、十二指肠等部位分泌。饥饿素对大脑的下丘脑起作用，产生饥饿感，刺激进食，并对中枢神经起作用，刺激肠胃的蠕动和胃排空（食物从胃进入十二指肠），甚至还会对脂肪细胞起作用，增加脂肪储存。

2　小胖威利症患者，食不知饱

人经过一整晚没有进食，人体内饥饿素会快速上升，但在进食后1小时，饥饿素会降到最低值。餐后人体内饥饿素的下降程度，跟饮食内容有关，相较于以蛋白质或糖类（碳水化合物）为主的饮食，以脂肪为主的饮食，人体内饥饿素下降的幅度较小。饥饿素会跟着人的能量消耗状况呈现补偿作用，有趣的是，肥胖者的饥饿素含量反而比正常人低，显然他们的问题并不是"容易饿"，而是"吃不饱"。

此外，俗称"小胖威利症"的普瑞德威利综合征（Prader-Willi Syndrome，PWS），是一种由基因缺陷导致的罕见疾病。此类患者体内的饥饿素大约是正常人的4倍，因此完全无法控制自己的食欲，导致极端肥胖，通常连医生也感到十分棘手。

◆ 胆囊收缩素（CCK）：这是医学上第一个被发现会抑制食欲的胃肠道激素，主要由十二指肠分泌。它会促进胆囊收缩，加速人体将胆汁分泌到十二指肠，帮助脂肪的运送和吸收，同时也会向大脑传递饱足的信息。

通常在人们用餐15分钟后，CCK就会开始作用。研究显示，瘦的人在用餐后，体内会快速而大量分泌出CCK，相较之下，肥胖者则需要更长的分泌时间。饮食内容和性别都会影响CCK的分泌。吃高脂的食物后，人体内会分泌较多的CCK，而女性比男性会分泌更多的CCK。

3　多肽YY与泌酸调节素能有效抑制食欲

◆ 多肽YY（PYY）：由36个氨基酸所组成的激素，主要从结肠和直肠分泌，在生理上主要给大脑提供饱足的信号。人们经过一个晚上没有吃东西，体内的PYY含量很低，但在开始用餐的第2个小时，PYY的含量会达到高峰，在6小时后又逐渐下降。

研究发现，肥胖者体内的PYY普遍较低。另外，也有实验显示，对人体注入PYY 2小时后，人体就会降低对食物的热量摄取，幅度达30%，甚至更高。在24小时内，对食物的摄取量会减少33%。至于餐后PYY分泌量的起伏，则跟饮食内容有关，40%蛋白质、25%脂肪的饮食搭配会比25%蛋白质、40%脂肪的饮食搭配刺激更多的PYY分泌，带来更多的饱足感。

◆ 胰多肽（PP）：由36个氨基酸所组成的激素，主要从胰腺的PP细胞分泌，会抑制胃排空作用，进而带来饱足感。曾有研究团队对肥胖老鼠注射

PP，发现它们食量减少，体重也跟着减轻。

◆ 泌酸调节素（OXM）：主要是从结肠分泌，能够抑制饥饿素的分泌，进而影响食欲。研究显示，在健康者身上，OXM能降低食欲，减少人们19.3%的食物摄取量，对体重超重者施用OXM 4周，其体重减轻了2.3千克，并增加9.4%的能量消耗。

根据伦敦帝国学院（Imperial College London）的研究，对肥胖者施用OXM和PYY，使其进食量减少了42.7%，可见这两者在抑制食欲上的效果良好。

◆ 类升糖素胜肽（GLP-1）：主要是从十二指肠以及大肠、小肠的L细胞分泌。它能够刺激胰岛B细胞分泌胰岛素，使血中的葡萄糖进入肌肉和肝脏储存，同时又能抑制胰岛A细胞，进而抑制升糖素的分泌，从而减少肝脏继续制造葡萄糖，因此它可用于糖尿病的治疗。另外，GLP-1也可抑制胃部排空、增加饱足感，达到抑制食欲、控制体重的目的。

◆ 瘦素（leptin）：由脂肪细胞分泌的瘦素，不但能够加快生物的新陈代谢，还能够抑制食欲从而控制体重。瘦素跟饥饿素同为影响人体能量平衡的两大激素。

4　不吃，对减重没有帮助

饮食习惯会影响瘦素和饥饿素的分泌状况。研究发现，吃太多时，为了抑制食欲，瘦素的分泌会增加，一旦禁食超过20个小时，瘦素的分泌就会减少；相反的，饥饿素会增加，所以"不吃"反而对减重无益。另外，相较于高脂、低糖类的饮食，低脂、高糖类的饮食会促进分泌更多的瘦素，而以蛋白质为主的饮食，则无显著的影响。

5　减重手术术后的胃肠道激素改变

在前一章，我们谈到减重手术会影响体内肠道菌的生态，那么你可能会好奇，减重手术会不会带来胃肠道激素的改变？答案是肯定的，但是，不同的手术方式，带来的改变不尽相同（表1）。

（1）饥饿素（ghrelin）：由于激素扮演着体内平衡机制的角色，所以当人在减重时，因为补偿作用，人体内饥饿素的浓度反而会上升。

曾经有西班牙学者针对24位肥胖者进行研究，其中有8位进行了胃束带手术、8位进行了胃绕道手术，另外8位通过饮食减重。6个月后，胃束带手术组和饮食减重组，其饥饿素的浓度都上升到相近的水平，而接受胃绕道手术的患者组，其饥饿素的浓度则继续下降。由于饥饿素主要是从胃的底部分泌，胃绕道手术将胃一分为二，改变了胃肠交接的部位，这可能是导致饥饿素分泌下降的原因，而胃束带只是以束带限制胃容量，因此无此效果。而其他的

表1　影响肥胖的激素

激素	分泌部位	功能
Ghrelin（饥饿素）	胃、胰脏、十二指肠	产生饥饿感 增加脂肪储存
CCK（胆囊收缩素）	十二指肠	抑制食欲 加速脂肪吸收
PYY（多肽YY）	结肠、直肠	抑制胃排空 产生饱足感
PP（胰多肽）	胰腺	抑制胃排空 产生饱足感
OXM（泌酸调节素）	结肠	产生饱足感
GLP-1（类升糖素胜肽）	十二指肠、大肠、小肠	抑制胃排空 产生饱足感 刺激胰岛素的分泌
Leptin（瘦素）	脂肪细胞	降低食欲 增加代谢

研究也发现，患者在进行将胃底部切除的胃袖状切除手术后，饥饿素浓度也有下降现象。

（2）胆囊收缩素（CCK）：瑞士学者罗菲·彼得利（Ralph Peterli）针对胃绕道术和胃袖状切除手术患者，进行了为期1年的追踪，发现两者的CCK浓度都有增加，而胃袖状切除的效果比胃绕道更为显著。

（3）多肽YY（PYY）：减重手术后，餐后人体的PYY含量会比手术之前增加，这种效果的持续甚至可达1年以上，而且多数的减重手术都能带来促进PYY增加的效果。

（4）泌酸调节素（OXM）：哥伦比亚大学（Columbia University）曾经找来10位有肥胖问题并且罹患2型糖尿病的女性，观察她们在胃绕道手术前后，体内OXM分泌的变化，并搭配10位通过饮食减重的肥胖女性作为对照组。结果发现，在空腹的状态下，两组的OXM差不多，但是进食后的OXM含量，手术组则是明显增加。

（5）类升糖素胜肽（GLP-1）：很多研究都显示，不论是进行了胃束带术、胃绕道术或是胃袖状切除手术，术后患者在用餐后的GLP-1浓度都会增加。原因可能是吃进去的食物，会更快地进入回肠，进而对大脑传递饱足的信息。

6 减重手术术后对食物的喜好也可能不同

减重手术之后，患者的胃肠道激素会改变，很多研究都已证实这一点。但是，手术所造成的患者生理改变、术后体重减轻，甚至是术后的饮食形态改变，都可能是影响激素变化的因素，其中的因果关系，还需要医学界进一步的澄清。

但是，由于这些激素改变所带来患者食欲降低、饱足感增加的结果非常有利于其术后的减重。且患者瘦下来之后，也比较不会发生复胖。

另外，胃肠道激素的作用位置大多在大脑的下丘脑，这个区域也跟食物的"回馈系统"（Reward System）区域相同，因此胃肠道激素的改变，也可能影响我们对食物的感受，开始对于太油、太辣、太甜的食物敬而远之。例如，我的某个患者原本超爱吃炸鸡、麻辣锅，但自从做了减重手术后都不想碰了。这对减重也有加分的效果。

第六章　我就喜欢胖，不行吗?

"黄医生，外面有位女患者，喘得很厉害，要不要找人推急救床上来?"我去台南的安南医院看诊时，护理人员紧张地对我说。我打开门，探看了一下，"没事，像她这样体重几百斤的病态性肥胖患者，呼吸就是这个样子。"

这位患者4年前曾找过我，当时她的体重190千克，原本是要做减重手术的，但是家人担心会有风险而反对，等到她再来找我时，体重已达210千克了，BMI更是高达77。

我问她为什么4年后又来找我，她坦言："医生，因为我最近一直做梦，梦到我快要死了。如果我再不来找医生，搞不好真的会没命。"

1　过度肥胖，可能致命

这位患者并非杞人忧天，因为肥胖真的可能致命。2014年4月20日，"中国第一胖"的山东日照市22岁男孩孙亮，在睡眠中心率下降，抢救无效死亡。22岁的孙亮体重高达300千克，却一直没有采取医疗措施，等到其心力衰竭才送医，已经回天乏术了。

中国台湾地区目前并没有发生这样的悲剧，而且近年来，肥胖者的"疾病意识"已经愈来愈强烈。过去来找我动手术的患者，主要目的是为了改善外观。现在大概有一半的患者，动手术的出发点是为了健康了。

肥胖是否为一种疾病，或许还有争议，但相较于体重正常的人，肥胖者更容易罹患某些疾病却是不争的事实。来找我的患者，凡是体重超过100千克者，都患有3~4种慢性疾病。当肥胖已成为健康的隐忧，甚至演变成生命的杀手，就不能用"我就是喜欢胖，不行吗?"这样的心态，放任自己继续胖下去。

2 肥胖多慢性疾病

提到与肥胖相关的疾病，一般人最先联想到的就是"三高"：高血压、高血脂、高血糖，基本上都是新陈代谢出现了问题。

由于肥胖者的脂肪组织扩张了血管床，导致血液循环量相对增加，在正常心率的情况下，心排血量也增加许多，长期负担过重，便形成高血压。若持续恶化的话，将出现脑卒中（俗称中风）、心肌梗死、心力衰竭等致命的病症。

肥胖者经常食用高热量食物，血液中流通的脂肪物质，如胆固醇、三酰甘油、低密度脂蛋白的浓度高于正常值，则为高血脂，其会导致动脉血管硬化，是心血管疾病的主要元凶，也会增加脑卒中发生的概率。

另外，肥胖会使得脂肪包围内脏，身体过多的内脏脂肪组织会产生游离脂肪酸，造成胰岛素抵抗。简言之，就是体内和胰岛素作用相关的受器功能变差，无法有效让细胞吸收血液中的葡萄糖，血糖浓度升高，导致高血糖；若是血糖持续偏高，就可能造成糖尿病，进而并发失明、肾衰竭和心血管疾病。

肥胖还会提高胆结石的患病概率，也容易发生急性胆囊炎。肥胖所引起的非酒精性脂肪肝可能造成肝大、肝功能异常、肝炎，甚至引发肝硬化；肥胖患者也常会并发胃酸反流，导致食管受损。

睡眠呼吸暂停综合征也是肥胖一族常见的疾病。原因是，随着人体重的增加，口咽腔周边的软组织也会变得肥大，造成口咽腔空间被严重挤压，变得更为狭窄，使得空气无法进入肺部，造成血氧下降，脑部发生"惊醒"，睡眠因此被打断，以致无法深睡。而睡眠质量不佳，除了会打乱人体的生理功能，让新陈代谢变差之外，更会影响一个人的食欲，变得更容易暴饮暴食，进而形成恶性循环。

3 肥胖助长不孕及不举

肥胖女性不孕的概率比一般女性高出30%，因为过多的脂肪会影响性激素的分泌，从而改变卵巢的排卵功能，造成月经紊乱，进而导致不孕；她们也比较容易患上多囊卵巢综合征。肥胖还会影响性功能，过多的脂肪影响了性激素的分泌，导致性欲降低以及性功能障碍，因此肥胖男性不举的概率较高。再者，肥胖者由于体重过重，容易使关节老化，造成退行性骨关节病，他们也经常受下背痛所苦。

由此不难理解有人会把肥胖视为万病的根源。庆幸的是，通过减重手术，不论是高血压、高血脂、糖尿病还是睡眠呼吸暂停综合征等，都可以获得很好的改善，而原本因肥胖不孕的患者，手术后通常都会传出喜讯。

除了上面所述的各种疑难杂症，另一个让我们必须要正视肥胖的原因，就是肥胖跟恶性肿瘤的关系相当密切。

4　肥胖的致癌风险和抽烟相当

我曾经有位患者，原本是要做减重手术的，但在检查时，发现其肾脏出现了恶性肿瘤，于是把减重手术延后，先去处理肿瘤的问题了。

肥胖与恶性肿瘤的关系，可以说是如影随形。过去的研究早已发现，食管癌、结肠和直肠癌、子宫癌、乳腺癌及肾癌等5种恶性肿瘤，与肥胖有很大的关联。2016年8月，国际癌症研究中心（international agency for research on cancer，IARC）发表于《新英格兰医学》（ *The New England Journal of Medicine* ）期刊上的论文，又加上了贲门癌、肝癌、胆囊癌、胰腺癌、甲状腺癌、卵巢癌、脑膜瘤、血癌等8种恶性肿瘤，这13种恶性肿瘤占了所有新发恶性肿瘤诊断的42%。

参与本项研究的华盛顿大学教授葛拉汉·寇迪兹（Graham Colditz）指出，肥胖的致癌风险，已经和吸烟不相上下，对于非吸烟者来说，是个需要注意的警示。

举例来说，与体重正常的女性相比，一个BMI指数为25~25.9的女性，罹患子宫内膜癌的风险相对提高了50%。若是BMI指数达30~34.9，罹病风险提高达2倍；BMI指数为35~39.9，风险是正常体重女性的4倍；如果BMI指数达到或超过40，罹患子宫内膜癌的风险，是正常体重女性的7倍。

为什么体重过重者，罹患恶性肿瘤的风险特别高？肥胖为何会和恶性肿瘤息息相关？这些与高热量饮食、缺乏运动锻炼、胰岛素抵抗、性激素失调、炎症反应、免疫功能下降和体内缺氧等有关。

◆ 高热量的饮食：肥胖者的饮食，通常离不开高热量、高脂、低纤、高度加工食物，这一类所谓"西方化"的饮食，本来就容易"滋养"结肠和直肠癌、食管癌、贲门癌等恶性肿瘤，而过度的热量摄取，也会刺激癌细胞增生，加速肿瘤的生长。另外，研究显示，饮食中缺乏维生素D，容易罹患乳腺癌、结肠癌、直肠癌和前列腺癌，同时也是肥胖的成因之一，研究表明此类饮食习惯可能同时诱发肥胖和患癌。

5　久坐不动，增加罹癌风险

◆ 缺乏运动锻炼：美国《国家癌症研究所期刊》（ *Journal of the National Cancer Institute* ）上的一篇论文显示，久坐会增加24%罹患结肠癌的概率、32%罹患子宫内膜癌的概率与21%罹患肺癌概率；而另一方面，过去早有多项研究显示，运动可以降低乳腺癌、结肠癌及子宫内膜癌发生的风险。相较正常体重的人，肥胖者因为活动不方便，比较容易久坐，缺少运动，因此罹癌风险也较高。

◆ 胰岛素抵抗：前面提到，肥胖导致的代谢问题，会造成"胰岛素抵抗"，当身体对胰岛素无法产生反应，不"开门"让葡萄糖进入细胞，血糖浓度便不容易下降。由于胰岛B细胞依然感应到血糖较高，会持续分泌胰岛素，从而形成高胰岛素血症，而过量的胰岛素会刺激恶性肿瘤细胞的生长。

6　乳癌、前列腺癌的高风险群

◆ 性激素失调：女性可能会罹患的乳腺癌、子宫内膜癌等，起因都跟体内的雌激素有关。由于肥胖会使女性血液循环中的雌激素浓度增加，进而促进乳腺癌细胞加速繁殖、增生。尤其在停经后，女性的脂肪细胞是生成雌激素的重要场所，如果体重过重，脂肪细胞数量大增，便会催生更多雌激素。至于在男性身上，肥胖会导致血液中的雄激素浓度过高，结果则是造成前列腺癌。

◆ 炎症反应：前面提到，肥胖会引发胰岛素抗性，当脂肪细胞产生胰岛素抗性后，会分泌过多的趋化激素MCP-1，将免疫系统中的巨噬细胞吸引、浸润到脂肪组织中，而巨噬细胞受到脂肪细胞所释放的脂肪酸的刺激，会引起炎症反应，而长期慢性炎症，体内会产生过多自由基，造成细胞老化，甚至形成恶性肿瘤。

◆ 免疫功能下降：研究显示，比起正常体重的人，肥胖者免疫系统中的自然杀伤细胞活动力比较弱，面对病变细胞或癌症细胞，抵抗能力低下，也提高了致癌风险。另外还有研究发现，经过减重手术半年后，体重若减少26%以上，自然杀伤细胞的活动力就会提升。

◆ 体内缺氧：当脂肪细胞不断储存脂肪而过于肥大，就会导致缺氧。欧美许多研究已经发现，当身体处于缺氧的情况下，会激发体内"缺氧诱导因子"（HIF）的活性，启动了即使在缺氧的情况下仍然较正常细胞活跃的癌细胞，加速了恶性肿瘤细胞的增殖。

7　减重有助人们远离慢性病与恶性肿瘤

总而言之，会导致肥胖的生活习惯（如高热量、低质量的饮食、久坐不运动），或是肥胖引发的生理机制失调（如胰岛素抵抗、性激素失调、炎症反应、免疫力低落、体内缺氧），同时也扮演着恶性肿瘤的诱因，肥胖俨然成为抽烟之外，另一个致癌的主要原因。所以说，肥胖就像是为自己的健康埋下更多的未爆弹。减重不只是减去体重，其实也能够远离各种慢性疾病和恶性肿瘤，使人迈向更健康的生活。

第二部分

肥胖人群的心声

肥胖人群多抑郁，这是真的。
研究显示，肥胖者有55%可能罹患抑郁症，
而抑郁症患者中有58%的人可能变成肥胖人士。

现代社会崇尚"瘦"才是美，
导致肥胖者自我认同低；
而现代社会的种种压力，
也促使许多人选择大吃大喝，
作为情绪发泄的出口。

第七章　贪吃，是大脑惹的祸

对不少人来说，这种经验可能不陌生：去"吃到饱"的自助餐厅大快朵颐，明明吃到肚子都撑得受不了，最后看到甜点区各种色彩缤纷的蛋糕、饼干、冰淇淋，明知吃了会有罪恶感，还是控制不了想吃的念头，于是又拿了满满一盘，当然也就吃进了更多的热量。

这，其实是大脑惹的祸。

在我们大脑的底部，存在着像豌豆大小的下丘脑，负责人体许多重要的生理功能，包括了摄食。当我们胃中的食物已消化殆尽，或是血液中葡萄糖浓度很低时，胃就会开始分泌饥饿素，刺激下丘脑的"饥饿中枢"，进而引发进食欲望。当我们吃进足够的食物后，胃肠道则开始分泌抑制食欲的激素，刺激下丘脑的"饱食中枢"，这时候大脑就会下达"停止进食"的命令。

另外，下丘脑也是调节人体能量的开关，由于体内的脂肪细胞会分泌出瘦素，大脑便通过血液中的瘦素浓度，侦测脂肪细胞的增减，进而调整摄食量。如果脂肪细胞太多，瘦素浓度上升，大脑就会发出抑制食欲的信号，进而减少摄食量，维持体内能量的平衡。

1　吃个不停的秘密

当人体的激素分泌发生异常，如促进食欲的激素浓度太高，或是抑制食欲的激素浓度太低，就会过度进食，造成肥胖。然而，研究却发现，并非所有的肥胖者都是如此，有时候他们血液中抑制食欲的激素浓度也很高，可是他们还是吃个不停，原因就出在"食物上瘾"。

原来，这些调节食欲的激素，也会影响脑中像是"纹状体"这种负责控制奖赏感觉的系统。

比方说，在饥饿时，提升食欲的激素会活化纹状体，让我们对于进食产生愉悦感，这也是为什么肚子饿的时候，食物吃起来特别美味。进食一段时间后，肠胃开始释放抑制食欲的激素，这些激素也会消退奖赏系统产生的愉悦感，食物对你的吸引力开始降低，于是你就不会想继续吃下去。

2　甜食让人快乐，越吃越多

食物中的糖分会影响脑部的奖赏感觉系统，当我们食用甜食或含糖饮料时，脑部就会分泌出内啡肽，让我们感到心情愉快。如果我们经常吃高糖、高脂的食物，这些食物就会强烈刺激大脑的奖赏系统，比瘦素关闭该系统的能力还强，即使肠胃告诉你，你已经吃饱了，但是食物产生的愉悦感，还是会让你选择继续吃下去。

一旦大脑的奖赏系统过度刺激，那么对食物的反应就会减弱，代表你需要吃进更多的食物，才能够得到满足。

芬兰的研究团队曾经找来13位BMI平均值为42的肥胖女性，以及14位相同年纪，但是体重正常的女性，通过最新的仪器，测量她们大脑奖赏系统中化学物质的变化。

结果发现，相较于正常体重者，肥胖者脑部的"μ鸦片受体"（μ-opioid receptor）的活性比较低，而且BMI越高，"μ鸦片受体"的活性越低。这种化学物质跟脑部的奖赏系统有关，因此体重正常的人可能吃少量的食物就能获得愉悦感，而肥胖的人必须吃更多食物才能满足。吃得越多，体重越重，就又想再吃，形成恶性循环。

3　人变胖，也会变笨？

大脑会影响肥胖，反之，肥胖也会影响大脑。

坊间常有一种说法："人变胖，也会跟着变笨。"这是偏见，还是有科学根据？

《纽约时报》（ The New York Times ）曾经有报道指出，不少动物实验证实，肥胖动物的记忆力和学习能力都低于体重正常的同类动物，它们无法辨认出熟悉的物体，而且把它们放到迷宫中，即使已经走过多次，它们还是找不到出口。

另外，观察大脑皮质的变化，也会发现，肥胖对于大脑的智力和认知程度的确会带来影响。神经系统的基本单元是神经元，大脑就是由几千亿个神经元所组成。大脑最外层是大脑皮质，由神经元细胞体（称为灰质）组成，大脑皮质下的组织是神经纤维（称为白质）。大脑皮质有很多折叠，可以增加表面积，以容纳较多神经元，并能增加神经元之间的联系。

4 肥胖者灰质较少，难拒美食

美国奥瑞冈研究中心（Oregon Research Institute）的人员，曾经针对83位年轻女性，通过磁共振成像检查，了解她们大脑皮质的状况。结果发现，比起体重正常的女性，肥胖女性的灰质部分比较少，这代表她们的脑容量可能出现萎缩。

而且，她们灰质减少的部位，主要是位于脑部掌管味觉、意志、奖赏系统的区域，这或许可以解释肥胖者为何对于饮食的口味比较重，比较无法抗拒食物的诱惑，而且必须通过"过度饮食"来获得满足。

美国匹兹堡大学（University of Pittsburgh）的研究，则是通过观察94位年长者发现，当BMI>30时，在大脑的前额叶、丘脑、海马回等部位都出现了萎缩；当BMI为25~30，位于脑部基底核和放射冠部位的白质也有萎缩现象。

5 肥胖年长者，易患阿尔茨海默症

英国剑桥大学（University of Cambridge）在2015年发表的研究结果，则是针对473名成年人进行了研究，根据BMI分成苗条与肥胖两组，再用磁共振成像检查分析他们的大脑，测试认知能力。

研究发现，中年之前的受测者，不论肥胖与否，白质并没有太大差别，智力及认知能力也都无显著不同。然而，肥胖组的中年受测者，跟苗条组比起来，脑内白质数量则明显偏低。由于白质有协调大脑运作的功能，人们随着年龄的增加，白质会逐渐减少，而肥胖者更为严重，因此罹患阿尔茨海默症等疾病的风险也会增加。

6 肥胖影响大脑的可能途径

肥胖如何影响大脑？医学界一般认为可能是通过以下几个途径：

◆ 炎症反应：脂肪细胞容易引发体内的炎症反应。美国乔治亚瑞金斯大学（Georgia Regents University）就曾经做过研究，发现肥胖的老鼠身上，有种叫作白细胞介素-1（interleukin 1）的化学物质浓度偏高。白细胞介素1会随着血液来到这些肥胖老鼠的头部，并穿过血脑屏障进入海马回（与学习和记忆有关的关键部位）等脑区，影响这些组织的正常运作。

研究人员也发现，肥胖老鼠脑部中连接神经元的"突触"运作失灵，神经元之间的信息传递不再顺畅，甚至有可能出现停滞，因此它们在认知测试中的表现比之前糟糕许多。

◆ 血管性因素：肥胖会引发高血脂、高血压等心血管疾病，这些血管的病变不但会导致脑卒中，还会提高罹患阿尔茨海默症的风险。

◆ 胰岛素抵抗：肥胖者很容易发生胰岛素抵抗，造成血液中的胰岛素增加，会与胰岛素降解酵素相互竞争，导致脑中的类淀粉蛋白无法分解而堆积沉淀。而类淀粉蛋白沉积，正是阿尔茨海默症重要的病理变化之一。

7　肥胖导致反应慢、平衡协调差

◆ 肾上腺皮质激素：这是用来应付压力、紧急状况时使用的激素，在压力解除后，通常就会降到正常水平。然而研究显示，肥胖会促进肾上腺皮质激素过度分泌。当血液中的肾上腺皮质激素偏高，会导致脑细胞死亡，因而引发记忆力减退、反应力变差，甚至是脑部萎缩，引发各种脑部功能退化，以及平衡与协调变差等现象。

坦白说，究竟是肥胖基因导致脑部产生变化，还是大脑变化引起肥胖，两者之间的因果关系仍有待更进一步的研究。

第八章　肥胖人群多抑郁

找我做减重手术的患者，以女性居多，除了健康，外表是另一个重要的考虑因素。

某天，我的诊室出现了一位贵妇模样的中年女性，她想要咨询做减重手术的可能性。其实她不算是很胖，但是体重已经给她带来困扰。

"自从我变胖之后，每天都躲在家里，不想出门，心情很差，觉得自己都快得抑郁症了。"她口气幽幽地说。

这话乍听之下，有点夸张。事实上，从已知的国内外文献来看，肥胖或者体重过重的人，远比其他人更容易出现心理困扰、情绪异常的症状，这些症状包括抑郁症、焦虑症，或者暴饮暴食。

为了了解中国台湾地区肥胖患者在心理、情绪上的状况，我和团队曾经进行过相关的研究。我们从1 832位前来求诊的患者中，排除无法填写问卷、BMI信息遗失、年龄低于18岁、拒绝接受心理访谈等因素，找到了841位符合资格的患者进行调查。其中包含了455位以手术方式减重者，以及368位以非手术方式减重者。

1　逾4成肥胖者出现精神症状

调查结果发现，42%患者至少有一项精神上的异常诊断，病症包括了情绪低落、焦虑、狂食症、重度抑郁、睡眠障碍、适应障碍、暴食症、躁郁症、器质性精神障碍，以及其他情绪障碍。

从性别来看，情绪障碍、饮食失调的问题，女性比男性多；睡眠障碍问题，男性比女性多。至于焦虑症，女性和男性没有差异。研究也发现，比起非手术组，手术组在适应障碍、狂食症、睡眠障碍方面，比例更为偏高。但是整体来说，不论是手术组还是非手术组，都会出现相当程度的精神障碍问题。

2　肥胖和抑郁，互为因果

困扰肥胖或体重过重人群的情绪中，最具代表性的便是抑郁症。罹患抑郁症的人，除了情绪低落、空虚寂寞之外，还常常会出现无缘无故哭泣、注意力不集中、犹豫不决、对大多数活动丧失兴趣等情形。另外，他们缺乏自信、自我价值感丧失，不时会出现自杀念头，内心的苦闷非外人可以想象。

肥胖和抑郁症经常相伴出现。过去的研究发现，肥胖者有55%得抑郁症的风险；而罹患抑郁症的人，有58%肥胖的风险。那么，何者为因，何者为果？根据目前的研究结果来看，两者互为因果。肥胖者会因为心理压力，以及生理上内分泌和新陈代谢的变化，产生抑郁的症状；相对的，患抑郁症的人，也会因为生理的变化，以及饮食习惯的改变，导致肥胖或过重。

肥胖者为何心理上会承受比较多的压力？这跟社会的审美观有关。

3　以瘦为美，肥胖遭污名化

在过去缺乏物资的年代，要吃饱并不是件容易的事，要有充足的财富才能获得足够的饮食，所以体形圆润经常被视为福气的象征。然而，现代社会以"瘦"为美，肥胖反而成为负面的身体形象。

身体形象会影响我们如何看待自己，而从校园到职场，普遍存在将肥胖"污名化"的现象。肥胖或体重过重的人，经常被贴上"懒惰""丑陋"的标签，这也使得肥胖者自尊心偏低，人际关系也比较差。这种因肥胖导致自我认同的低落，甚至从童年时期就会产生影响。

美国纽泽西医科及牙科大学（University of Medicine and Dentistry of New Jersey）曾以1 320位9~10岁的儿童为对象，做过相关的研究。

研究人员先对受测的儿童进行第一次的自我认同测验，肥胖和非肥胖儿童的测验结果并没有显著的差异。4年后，这群儿童再做一次测验，发现肥胖的拉丁美洲裔女性和白种女孩，跟她们同肤色的女孩相比，自我认同有着相当显著的低落；男孩也有类似的趋势，只是差异不如女孩明显。自我认同低落的肥胖孩童，伴随了比较多的悲伤、寂寞、紧张情绪，而且会出现抽烟、喝酒的行为。

4　肠道健康，有助不抑郁

澳洲斯威本科技大学（Swinburne University of Technology）的研究人员找来214位受测者，其中162位是女性，52位是男性，年龄层为18~72岁；根据体重分为健康、过重和肥胖3组，通过问卷测量他们对于身体形象不满意程度、自我认同，以及人际关系质量等三个方面的水平。结果发现，BMI越高，身体形象不满意程度越高，则自我认同、人际关系质量的分数则越低。

低落的自我认同，会导致抑郁倾向。从文献研究中发现，自我认同越低落，越容易产生抑郁和焦虑的情绪，结果可能导致抑郁症等相关疾病。

提到抑郁症，我们通常都会联想到血清素。血清素与情绪调节有关，血清素分泌不足，或是作用不良，都可能导致抑郁症。

一般人以为血清素是大脑所分泌，其实不然，9成的血清素都来自肠道。血液中血清素的浓度与调控，和抑郁症、躁郁症、自闭症的形成有关。另外，日本的研究也发现，当肠道中的"好菌"如比菲德氏菌的数目少于34亿，嗜酸乳杆菌的数目低于309万，罹患抑郁症的风险就会升高。因此，肠道健康和我们心理状况的关系相当密切。

肥胖是一种消化道疾病，跟肠道激素和肠道菌息息相关，而这两者的变化又会影响我们的情绪，这也解释了为何肥胖者罹患心理疾病的概率会比较高。

另外，抑郁症也会促成肥胖的形成。首先，抑郁症患者体内激素的变化，可能会影响其食欲导致患者选择用大吃大喝作为情绪发泄的出口。长期抑郁还经常伴随着失眠问题，睡眠不足容易造成患者体内瘦素分泌下降，从而增加食欲，进食量跟着大增。其次，抑郁症会让人意志消沉，从而减少活动量，导致体内能量消耗降低。

另外，抑郁症患者会用药物来对抗情绪，这些抗抑郁症的药物也会改变体内的激素水平，并降低活动力，造成肥胖。因此，抑郁症患者在选用药物时，也要特别注意。

5 减重手术前先做身心评估

肥胖和抑郁纠缠不清。我从事减重手术没多久，因为一次机缘，而开始重视患者的心理状况。

当时，我遇到了一位40多岁，90余千克的女患者。做完减重手术后，她虽然有瘦下来，但是进度非常缓慢；而她每次回诊，总是对所有的事不停地抱怨。她透露，自己平时足不出户，时常觉得自己一无是处，也容易哭泣。我将她转诊给精神科医生，进而发现这位患者其实患有重度抑郁症。她的精神状态显然影响了术后是否能有效减重。

因此，在进行减重手术前，我们一定会为患者进行身心状况的评估，了解对方有无精神疾病，且该疾病是否会影响患者对手术及过程的理解能力，以便判断他的精神状态是否能配合减重手术及术后管理。另外，还要了解他的饮食形态，如果有暴食行为，术后的减重效果也会打折扣。

6　找出发胖心结，有助减肥

由于减重手术后，人会瘦下来，自尊心、自信心和自我接受感都会增加，人际关系也会好转。因此，如果患者原本是因为肥胖引起的抑郁症等精神障碍，术后通常能获得改善。

有些患者在术后，精神问题改善仍不明显，可能是因为期待过高，以为可以很快就达到苗条体型，结果却不如预期；或是因为原本的困扰（如感情、婚姻问题）并没有随着瘦下来而解决，或是瘦下来又复胖，这些结果都可能造成患者再度情绪低落。

如果患者是因抑郁症引起的肥胖，术后可能不但减重效果会不佳，就算瘦下来了，对于精神障碍等问题，改善也不大；特别是原本通过大吃大喝作为情绪出口的患者，减重手术抑制了其食量，由于没有途径可以发泄情绪了，反而更加重了抑郁的倾向。

过去我有一位女性患者，她主要的压力来源是家人，术后虽然顺利瘦下来，也交了男朋友，但是她跟家人的关系仍然没有改善，手术几年后，最后还是选择走上绝路。所以我的团队中有专职的心理医生，除了做术前的评估，术后的身心变化也要进行持续追踪，才能给予患者最好的照顾。

第九章　压力大，容易胖

我们一直认为"心宽体胖"，肥胖者比较快乐、没忧愁，也对压力无所谓，真是如此吗？

现代社会中，压力无所不在。

有位中年女性，从事的是卡车司机调度的工作，压力很大，来到诊室讨论做减重手术一事，说起话来又快又急。

"你压力怎么这么大啊？"我问她。

"黄医生，为生活打拼，当然压力大啰！"她把皮包打开，里头摆了8部手机。试想，每部手机只要1个小时响1次，平均不到10分钟，她就得接1次电话，果然压力很大。

一般来说，肥胖的成因，分为内在因素和外在因素。内在因素像是激素、肠道菌等，外在因素则涵盖了会影响我们饮食的环境以及饮食习惯的各种因素。另外，当心理上承受太多的压力时，也容易导致肥胖。

1　工作压力和肥胖风险正相关

英国伦敦大学医学院（University College London Medical School）曾经针对工作压力和肥胖风险之间的关系，进行过长达19年的研究，他们找来6 895位男性、3 413位女性，要求他们定期提交3次关于工作压力的问卷调查。结果发现，有1次感受压力，肥胖风险增加17%；有2次感受压力，肥胖风险增加24%；有3次感受压力，肥胖风险增加73%。也就是说，受测者感受压力的次数越多，肥胖的风险就越高，工作压力和肥胖风险之间正相关。

2　慢性压力让人食欲大增

严格说来，会让人发胖的压力，主要是慢性压力。人在面对急性压力时，比方说，突如其来的危险情境，你会专注于眼前的问题，通常不会有想吃东西的欲望。然而，当人处于工作压力、考试压力、经济压力等慢性压力下，身体的反应却是更容易饿，而且会去寻找更多高热量的食物。

这些反应跟体内激素的变化有关。当我们感受压力时，交感神经会促进肾上腺素分泌，肾上腺素的作用又分两种：80%的肾上腺素燃烧脂肪，促进新陈代谢，20%的正肾上腺素抑制食欲，此时大脑也会分泌促肾上腺皮质释放激素（corticotropin releasing hormone，CRH），这也是抑制食欲的激素，所以，人在紧张时，不会有食欲。

如果压力持续存在，CRH会促进脑下垂体前叶分泌促肾上腺皮质激素（adrenocorticotropic hormone，ACTH），ACTH再促进分泌皮质醇（cortisol），皮质醇抑制胰岛素的作用，让许多糖分进不了细胞，造成血液中血糖过高，自觉养分不足的细胞会发出饥饿信号，因此会增加食欲。

3　压力让人爱吃快餐和零食

压力不只是增加食欲，而且还会改变我们的饮食习惯。

许多研究显示，压力会让我们不按时进食、暴饮暴食，并改变我们对于食物的偏好，变得更爱吃快餐、零食，以及"快味食物"（highly palatable food），即会使人产生快感、诱发成瘾的食物。伦敦大学医学院就曾经针对212位大学生进行问卷调查发现，在压力下，42%受测者会增加食物的摄取量，73%的受测者会增加吃零食的行为；另外，他们反而会减少"正餐"（如鱼、肉、蔬菜）的摄取量。

之前，我们谈过肥胖和饮食形态的关系，除了热量多寡之外，吃什么和怎么吃也很重要。一方面，人体内存在着求生机制，生命受到威胁时，求生机制就会释放出皮质醇，让我们寻找高热量的食物来维持生命；另一方面，高糖、高脂的食物会刺激大脑的"奖赏系统"，分泌出大量的多巴胺，让我们感到愉悦。这也是为什么，很多人一遇压力，就会从食物中找慰藉的原因。

4　"快味食物"带来愉悦感

不可否认，偶尔吃高糖、高脂的食物，的确可以带来舒缓压力的效果。然而，大脑是会学习的，当我们通过这类高热量食物来减压的时候，也加强了我们对它们的渴望和依赖。现代社会中，高糖分、高脂肪、高盐分的加工食品无处不在，由于获取便利且价格便宜，容易让我们吃进更多这些会诱发成瘾的"快味食物"。

研究发现，零食、甜点等"快味食物"，也是现代人饮食失调的元凶之一。曾经有个有趣的实验，当参与者获得可以尽情吃喝的状况下，他们吃的最多的食物就是蛋糕、冰淇淋、薯片等"快味食物"。正因为这些食物能够带来愉悦感，让人想一吃再吃，不知不觉中，就已经进食过量了。

当压力已经让人变得更容易饥饿，更爱吃高热量的食物，加上各种饮食失调时，自然大大提高了人们肥胖的风险。这些过度摄取的热量，很容易堆积在腰腹部形成"内脏肥胖"，进而引发高血压、糖尿病、高血脂等疾病。不少研究显示，相较于男性，女性因为压力而导致的肥胖概率更高。这种性别上的差异，或许可以解释为：女性比较偏好通过食物来减压，而男性则倾向于用抽烟、喝酒的方式来舒解压力。

另外，即使同样是吃东西来舒解压力，男性会比较喜欢吃肉类、咸食，而女性因为雌激素的影响，则更爱吃甜食，像很多上班族女性，抽屉里常有巧克力、饼干等零食，经常就拿出来吃，正餐反而吃得少，成了"办公室甜食症"。

5 不通过食物找慰藉

2015年美国一项针对平均年龄38.4岁，52 656位女性工作者的4年前瞻性研究，发现工作压力与体重的正向关联性。有感受到工作压力者的体重上升明显，而且体重过重与肥胖的人，压力造成的体重上升最为显著。这也告诉我们，身材较胖的女性容易因为压力而出现体重上升的现象，而体重正常或较轻者，这样的现象就比较不明显。

我曾经有位女患者，做完减重手术后，虽然瘦了下来，但过了一段时间，她又复胖了。原来是因为压力变大，而她又习惯用吃东西作为纾解之道，术后不能多吃，她就转变饮食内容，改吃饼干、甜点、饮料等高热量食物，体重当然又开始往上扬了。所以，我常告诉患者，肥胖跟人体的两个"脑"有关，一是大脑，一是腹脑（胃肠道）。通过减重手术，虽然可以解决患者腹脑的问题，却无法改变患者的大脑。如果患者遇到压力，就想大吃一顿，不管用什么方式减肥，都会功亏一篑。

从美国这项研究，我们也可以推论：有压力，未必就会肥胖，关键在于你对抗压力的方式，以及是否找到正确的减压途径，比方说运动、唱歌、发展个人的兴趣等。不再通过食物寻找慰藉，正是远离肥胖的第一步。

第十章 变瘦了，更自信

某天，有人在"脸书"上跟我联系。

对方是位年轻女性，我看了看她的照片，对她没什么印象。结果她说："黄医生，你不记得我了吗？我找你做过减重手术。"

她传了一张过去的照片给我，才唤起我的记忆。原来，过去的她体重破百千克，整个人没什么神采，也不太显眼，瘦下来之后，宛如脱胎换骨。她现在是PUB的驻唱歌手，模样相当时髦，用流行的话语来说，就是位"正妹"，身边经常围绕着一群男性友人。

从事减重手术多年，我看过很多患者术前术后的改变。体形变瘦了，身体变健康了，人也变得有自信了。近年来的研究还发现，减重手术会让人变得更聪明，甚至可以降低罹患失智症的风险。

1 减重手术改善智力衰退

随着全球人口迈入老年化，阿尔茨海默症、失智症问题也日益严重，而肥胖也被视为这类疾病的重要成因之一。医学界普遍认为，中年时期肥胖（BMI≥30），会使阿尔茨海默症发生的相对风险上升3倍，而过重者（BMI：25~30）则会使阿尔茨海默症发生的相对风险升高2倍。

根据美国卫生和公众服务部（United States Department of Health and Human Services，HHS）近期的研究指出，对于已经罹患阿尔茨海默症的人，50岁之后，他们的BMI每增加1个单位，就会让恶化程度加快7个月。另外，中年之后BMI偏高者，脑部容易形成神经纤维纠缠，而且脑部的楔前叶出现较多的类淀粉蛋白沉淀，都是与阿尔茨海默症相关的指标。

既然肥胖会提高罹患阿兹海默症的风险，那么通过减重手术，让体重降下来，是否就能降低其风险呢？

美国俄亥俄州的肯特州立大学（Kent State University）做过一项研究，对象是109位减重手术患者，搭配41位没有做减重手术的肥胖者作为对照组。减重手术组必须在手术前30天、手术后12周的两个时间点，分别进行认知测验；对照组也在同样的时间间隔中，进行两次认知测验。

研究结果发现，减重手术组第1次认知测验，虽然表现不是很理想，但是12周之后再做测验，表现没有再退步；相较之下，对照组的第2次认知测验，表现则明显走下坡路。就记忆力的项目来看，减重手术组在术后第12周，记忆力获得改善，对照组的表现则是记忆力退步。

2　减重手术提升专注力和记忆力

为了进一步确认减重手术对于认知功能是否具有长期的效果，美国肯特州立大学的研究团队进行了一项研究，他们找来了50位做过减重手术的患者，在术后的12周、12个月、24个月、36个月，分别进行了认知测验。

测验分为"专注""执行""记忆"和"语言"等几个方面。为期3年的研究显示，减重手术患者在"专注""执行""记忆"方面有持续的改善。其中"专注"方面的表现，在第24个月最高，之后出现滑落，但整体来说，仍然呈现改善效果；"执行"方面的表现，在第36个月达到了最高点；"记忆"方面的表现，前12个月有明显改善，之后则维持减重手术能降低患者罹患阿尔茨海默症风险的稳定状况（图1）。

减重手术能改善肥胖患者的认知功能，推论可能的原因，包括代谢的改变、肠道激素、肠道菌和心血管功能恢复正常后所造成的结果。至于真正的机制，仍需要更多研究。但是，就目前的发现来看，减重手术可以降低中年肥胖

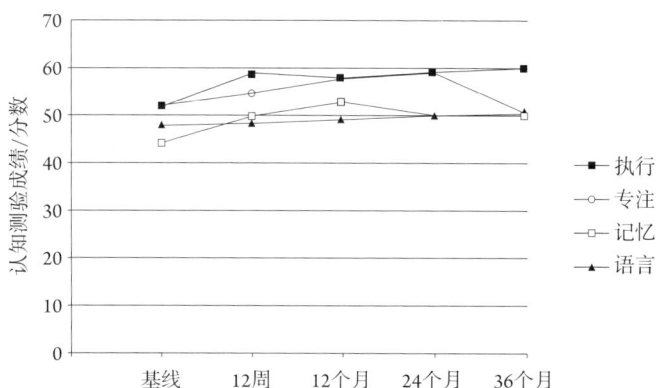

认知功能在减重手术后的改变
说明：分数越高，认知功能越好

图1　减重手术能降低罹患阿尔茨海默症的风险

者罹患阿尔茨海默症的风险。

相较于中年肥胖者会面临更高的阿尔茨海默症风险，青少年则有可能因为肥胖而影响其生活质量、情绪、社交等，不利于他们的心智发展。

3　肥胖青少年成绩比较差

美国哥伦比亚大学曾经找来141位年龄13~18岁，BMI 35.4~83.3的肥胖青少年进行一项相关的研究。研究分为智力测验以及学习状况调查两个方面。结果发现，BMI和智力测验的表现成反比。数据显示这群肥胖青少年中，55%曾经留级或是挂科，17.8%无法通过全市的考试。

另外，也有文献研究发现，肥胖青少年的自我控制能力比正常体重的同龄者要差，这或许跟他们的眼窝前额皮质（orbitofrontal cortex）比较小有关。眼窝前额皮质是大脑中负责控制决策和调节情绪的部分。在认知弹性和注意力的测验上，即使是同样的智力水平，肥胖青少年的表现，也明显不如体重正常的同龄者。

减重手术能改变肥胖者的代谢和心血管问题，至于对大脑会带来何种程度的改善，还需要更多研究来证实。但是，在青少年阶段，同侪关系的影响很大。肥胖青少年通过减重手术而顺利瘦下来，有助于改善他们的同侪关系，对他们心智的发展，应该会带来正面的影响。

4　肥胖者嗜睡可能阻碍学习

在我的临床经验中，遇到过一些青少年患者，他们刚来求诊时，应对之间，反应比较迟钝、畏缩，在学校通常也有适应不良的问题。他们在做完减重手术后，整个人瘦下来，会变得比较有自信，在跟老师、同学的相处上，也变得比较好。随着生活质量、人际关系的改善，他们学习效率也会提升。

记得我曾经遇过一个案例，患者是个20多岁的男生，体重120千克左右，肥胖让他患有睡眠呼吸暂停综合征。他来看诊时，透露自己青春期时，经常精神不济，一打开书本就想睡觉，在班上被老师当作问题学生，书也没念好，因此很早就进入社会工作了。

虽然没有具体证据显示肥胖和他的学业表现有直接的关系，但是，也不排除伴随肥胖而来的睡眠呼吸暂停综合征引起的白天嗜睡，可能是造成他学习障碍的主要因素，如果他当时就能解决肥胖问题，人生可能就会大不相同了。

第三部分 哪种瘦身法有效

1000万观众的美国减肥真人秀节目，
选手接受连串魔鬼训练的甩肉过程，
充满励志及正能量。

然而，事实是：

赛后绝大多数人都复胖了。

理由何在？

节食可以减肥吗？

运动一定会瘦？

吃减肥药、游泳呢？

本文告诉你答案。

第十一章 速成甩肉后，更难瘦

2016年2月22日，美国全国广播公司（National Broadcasting Company，NBC）的知名减肥真人秀《超级减肥王》（*The Biggest Loser*），迈入第17季的最后决赛。

最后脱颖而出的优胜者罗伯托·赫南德兹（Roberto Hernandez），从比赛开始时的348磅（约157.85千克），经过12个星期的努力，降到188磅（约85.28千克），成功减去了45.98%体重，BMI也从当时的49.9，下降为27。

夺冠并获得了25万美元奖金，罗伯托赢得并不轻松。加入《超级减肥王》以来，他必须接受集中营式的魔鬼训练，每天要进行数小时的运动，饮食也受到严格管制，因此才能在短时间内减去将近一半的体重，身材的改变也让他重拾神采，整个减重过程既励志，又热血。

1 千万收视，热播12年

《超级减肥王》始于2004年10月首播至今，已经超过12年，仍然人气不减，据说收视最巅峰的时候，约有1 000万人收看。除了美国版本外，还有30多个国家或地区的版本，可以称得上是最受欢迎的减肥节目。

每一季的尾声，能够撑到最后的参赛者，通常都可以减去相当大的体重，一甩过往肥胖的包袱，自信满满迎接崭新的人生。然而，他们真的从此就告别肥胖了吗？

2 比赛过后，绝大多数复胖了

2016年2月22日，《纽约时报》刊出了一篇报道，该节目第8季的冠军丹尼·卡西尔（Danny Cahill），在参与节目时，虽然从430磅（约195.04千克）减到了191磅（约86.63千克），但是比赛结束后，即使他费力维持，还是复胖到

48

295磅（约133.80千克）。卡西尔不是唯一的复胖者，那一季的16位参赛者，多数人都复胖了，有些人甚至比参赛前还胖。美国国家代谢、消化、肾脏疾病研究中心（National Institute of Diabetes and Digestive and Kidney Diseases，NIDDKD）的研究者凯文·霍尔（Kevin Hall）针对这16位参赛者进行了追踪研究，观察他们在《超级减肥王》结束后的体重变化，其中有14位参赛者持续参与了该研究。结果发现，经过了6年，这14人中，仅有1位参赛者艾琳·艾格伯特（Erinn Egbert）体重下降，其他13位都复胖了，其中一位参赛者鲁迪·鲍尔斯（Rudy Pauls）甚至复胖了80%体重，还因此去做了减重手术。

为什么经过7个月密集节食和运动后减掉的体重，最后还是回到了这些参赛者身上呢？

在这篇发表于《肥胖》（Obesity）期刊的论文中，霍尔认为，关键在于"代谢适应"（Metabolic Adaptation）。

什么是"代谢适应"？首先，我们得先了解一个概念：基础代谢率是指仅用来维持呼吸、血液循环等基本生理功能时燃烧热量的速度。在正常情况下，男性1天的基础代谢量大概是1 500~1 800千卡，女性为1 200~1 500千卡。在我们的进化过程中，身体会随着吃进来的食物的多少、能量的高低，而进行基础代谢率的调节。吃得越少，身体也会把基础代谢量降低。

这群《超级减肥王》的选手，为了在短时间里快速减掉体重，会通过极度节食的方式，来达到加速减重的效果。这种方法的确能让选手的体重在短时间内迅速下降。然而，随着体重下降，人体的"代谢适应"机制，便会对节食所造成的热量减少做出保护反应，即降低基础代谢率来减少能量消耗，所以节食越是严格或时间越久，基础代谢率就会变得越慢。无论你再怎么运动，你的总体消耗总是低于原先水平，体重也不会下降。

3　基础代谢率和瘦素是复胖元凶

研究发现，在这6年之中，多数参赛者处于复胖状态，他们的基础代谢率仍然偏低，差不多停滞在比赛结束时的水平。和同体重者相比，他们基础代谢量平均少了500千卡。也就是说，他们每天必须比同体重者少摄取500千卡，否则就容易复胖。冠军卡西尔减去了最多体重，而他现在和相同体重而未减重的人相比，基础代谢量约少了800千卡。

另外，选手体内瘦素的变化，也可能是他们后来复胖的原因之一。

瘦素是由人体的脂肪细胞合成，有抑制食欲的效果。身体的瘦素越多，越会有饱足感。瘦素越少，就越容易饥肠辘辘。

赛前，这些选手原本拥有正常水平的瘦素。然而，比赛开始后，由于体脂含量剧减，瘦素水平就一路下跌，赛末时甚至跌到只有赛前的6%。赛后，他们不再那么极端节食，瘦素水平也缓慢回升，但只恢复到赛前的67%。

《超级减肥王》的减肥竞赛，改变的不只是选手的体重，还包括了他们的代谢状况和激素的分泌。比赛结束后，随着基础代谢率下降、瘦素分泌的减少，加上已经离开集中营式的高压环境，当然就会复胖了。

由《超级减肥王》带动的减重节目风潮，也吹向了亚洲。2013年，中国一线制作公司光线传媒买下了版权，制作推出中国版的《超级减肥王》，并在当年的9月，在央视财经频道播出第一季。由于收视亮丽，2015年12月，制作班底又在江苏卫视推出了《减出我人生》。

我曾经参与了第一季的中国版《超级减肥王》，担任首席医疗顾问。我除了派出管理师黄惠屏、心理师沈淑贞、营养师徐婉玲支持和对于选手赛前入选资格提出建议外，也参与生理及心理状态评估、当地紧急医疗准备沟通、营养与餐食照料，心理变化与压力调适、体能训练的搭配，以及被淘汰选手回家后的减重计划。而我也在节目中现身，除了为每名选手解说他们的健康状况，还在节目尾声，向广大观众提醒肥胖的危害，以及健康减重的重要性。

4 最美女胖子，败在用吃舒压

在中国版的《超级减肥王》中，人气最高的选手之一，是进入前4强的及伟佳，被观众评为"中国最美女胖子"。

在那一季的节目中，及伟佳从126千克瘦到66千克，拿下了第2名。然而，节目结束后，她却陷入了复胖、减肥、再复胖的恶性循环中。甚至还长达半年月经不来，出现"鬼剃头"的症状，后来更是复胖到106千克。她在无计可施下，最后决定找我为她做减重手术。

及伟佳是那一届选手中，年纪最小的一位（参赛时19岁），抗压力差，容易放弃，因此我特别交代心理师，要给她更多心理上的支持。虽然在节目结束时，及伟佳一度减肥成功，但是她不论是在控制饮食，还是情绪管理上，都还不太成熟。一遇到挫折，就容易回到原本的饮食形态，通过吃来纾解压力。像这样的人，在剧烈的快速减肥后，体重很容易出现反弹，甚至比之前更重。

我为及伟佳进行了胃绕道手术，把一般人约600毫升大小的胃，隔出"小胃"，缩到约25毫升，再把约200厘米的小肠绕道，减少脂肪和糖分的吸收，手术后1个月，她的体重就降到98千克，9个月就回到65千克，预计第1年可以恢复到60千克的目标。

值得一提的是，手术前，我们曾跟及伟佳进行了深度访谈，发现她的肥胖问题，跟童年时代的分离焦虑有关。

原来，她小时候，父亲在外地工作，经常不在家。母亲生了弟弟后，又把大部分的关注放在弟弟身上，让她感受到自己失去了宠爱。后来她因为念书而寄宿在学校，跟家人更是处于分离的状态。及伟佳住校时，母亲会在假日来探望她，每次都带很多食物来给她吃。对于及伟佳来说，食物就代表了她所渴望的爱，因此只要遇到压力，她就会通过吃来作为情绪宣泄方式。

前面的章节中，我们曾经讨论了肥胖和情绪的关联，因此，除了减重手术，我们还要为患者找出造成肥胖的真正症结，帮助患者正视并解决，才能助他们真正摆脱身心上有形和无形的包袱。

5 胖妹警花，狂运动就是瘦不了

及伟佳做完手术没多久，又有一位减肥真人秀的选手来找我做手术，这次是《减出我人生》的王子墨。

王子墨毕业于广东警官学院，因此在节目中有"警花"的称号，她从小就爱吃，从不拒绝食物，尤其爱吃甜点跟干酪，是众人眼中的小胖妹。在她就读小学时，母亲曾经帮她准备低热量食谱，但是成效不彰。初中、高中与大学时，她都在爸爸鼓励下，进健身房减重，1个月可减重14~15千克，但是每次减肥后体重都会反弹，体重一路飙高到参加节目前的113.5千克。

她在《减出我人生》比赛中，从113.5千克减到67千克，甩掉了46.5千克。但是，节目一结束，她就火速复胖了。由于她前后已4次尝试用饮食控制、运动来减重，都失败了，便下定决心来做减重手术。

手术前，王子墨的体重是93.7千克，BMI为33。外人或许会以为，她一定是节目结束后，就开始大吃大喝，也不运动，才会导致复胖吧？其实并非如此。她在2016年2月离开节目后，接下来3个月，每天仍持续6小时的高强度运动，包括踢腿、深蹲、胸推，做完皮拉提斯，接着做动感飞轮，然后又是高温瑜伽、有氧舞蹈……即使如此，比起节目杀青时的67千克，她已经复胖13干克，体重来到80千克。

随着她停止体能训练，虽说仍然节制饮食，体重却如吹气球般一发不可收拾。所以，她的复胖并非放纵自己的结果，而是减重后的反弹，这已经不是她所能控制的了。

王子墨做的也是胃绕道手术，手术后恢复良好，预计1年内可降到60千克，BMI也可望降到女性标准的20~22。

6 小提琴家，方法用尽还是胖

最近一位前来求助的《超级减肥王》的选手，是第一季的周让。周让出身于音乐世家，自己也在交响乐团担任首席提琴手。然而，破百千克的体重，让她经常遭到欺负和语言上的霸凌，甚至因此失去演出机会。

周让的肥胖，主要原因是饮食，特别是她爱喝饮料，不喝白开水。她在试过各种减肥法，徒劳无功后，便想通过《超级减肥王》让自己瘦下来。但是因为减重进度不够理想，比赛初期就遭到淘汰。结束《超级减肥王》比赛后，她还是继续专注减肥，但就是瘦不下来。

周让是家中唯一的孩子，看到女儿为肥胖所苦，周爸爸感到非常心疼，也很苦恼。周爸爸担心她年纪轻轻，可能因为肥胖导致糖尿病。原本对减肥已经绝望的周让，在看过及伟佳、王子墨因为减重手术而成功减肥后，在父亲的支持下，也决定来接受手术。

我为周让进行的是缩胃扩肠手术，除了能减少进食和吸收，也能减少并发症，希望她在不久的未来，就能彻底摆脱肥胖所带来的身心折磨。

7　内科治疗严重肥胖者难持久

无论是美国《超级减肥王》的相关研究，还是及伟佳、王子墨、周让的例子，都揭示了参加这类减肥节目，在严苛的体能训练及饮食控制下，即使短时间内能减去可观的体重，但是节目结束后，复胖的概率却很大。

更值得注意的是，这些选手在激烈的减重后，基础代谢率变得缓慢、体内瘦素的水平也下降，想要再瘦下来，难度变得更高，最后就必须通过减重手术来治疗了。而这一连串的观察，也提醒医界，对于严重肥胖者内科治疗的有限性。

第十二章　节食，可以减肥吗？

减肥方法，形形色色，大概每隔一阵子，就流行一波新的。

从苹果减肥法、香蕉减肥法，到巫婆汤、瘦身汤，有人说只吃肉、不吃米饭，可以瘦下来；也有人说，吃淀粉就能轻松瘦身。最极端的例子，大概就是吃蛔虫卵胶囊，借由蛔虫在体内寄生，吃掉多余的营养，获得减肥效果。这种方法听起来既恐怖又荒谬，但是，我的患者中，还真的有人试过。只能说，为了减肥，很多人不惜拿牺牲健康为代价。

一般人最常用的减肥方式，就是节食。通过减少热量的摄取，在短时间内减轻体重。原理很简单，人体需要消耗能量来维持身体功能，保持内脏运作。节食时，外来的能量减少了，只好燃烧体内原本储存的能量，如此自然就会瘦下来。

1　节食减重效果不易持久

为了研究节食的效果，澳大利亚墨尔本大学（The University of Melbourne）的教授约瑟夫·普罗耶托（Joseph Proietto）和他的团队，找来50位肥胖的男性、女性成年人，利用10周的时间，要求他们以节食的方式减肥；结果这些受试者平均瘦下了约13千克，但是1年之后再进行测试，平均复胖了5千克。

通过抑制饮食来减肥，起初可能有效，但是经过一段时间后，非常可能出现停滞期，再也降不下来。一旦恢复原来的饮食习惯，甚至还会复胖。于是只好再一次用节食来减肥，形成恶性循环。这种体重上上下下的变化，叫作"溜溜球效应"（yo-yo effect），不但无法真正减肥，还会影响健康。

2　节食会降低基础代谢

为什么节食减肥最初有效，最后的结果却是徒劳无功？

首先，节食之初，因为能量的输入变少了，身体就会开始使用肝糖原作为能量来源。肝糖原在分解时会挟带大量的水分，当人体的肝糖原库存量降低时，水分也会流失，因而造成体重下降，让人产生"减肥"的错觉。

当人体的肝糖原消耗得差不多了，如果你仍继续节食，身体只好开始燃烧脂肪来获取能量。照理来说，应该可以一直瘦下去，但是结果并非如此。

从《超级减肥王》选手复胖的研究中发现，"代谢适应"是关键。当人体在短时间内减少了能量的来源时，体内就会出现保护机制，降低基础代谢率来减少能量的消耗。

2009年，美国路易斯安那州彭宁顿生物医学研究中心（Pennington Biomedical Research Center）曾发表相关论文。他们将48位肥胖者分为4组，分别是对照组（正常消耗热量）、节食组（热量摄取减少25%）、节食加运动组（热量摄取减少12.5%，并通过运动多消耗12.5%的热量）、低卡饮食组（每天饮食只摄取890卡热量），然后在第3个月、第6个月进行检测。

在第6个月，对照组体重减轻约1%，节食组、节食加运动组减重约10%，低卡饮食组最多减重了13.9%。然而，除了对照组和节食运动组外，另两组的每日代谢都降低了。在第3个月，节食组每日代谢减少了454卡热量、低卡饮食组减少了633卡热量，而在第6个月，节食组每日代谢减少了316卡热量，低卡饮食减少了389卡热量，虽然比第3个月有回升，但是比起实验前，基础代谢量仍减少了超过300卡热量。

当基础代谢变缓，热量就越来越不易消耗，减重就会出现停滞，甚至又开始复胖了。

3　节食让人更容易饥饿

节食，除了会影响人体的基础代谢率，也会改变肠道激素的分泌。

肠道激素是影响食欲的关键。当饥饿素这种食欲促进剂开始作用时，大脑就会收到"饥饿"的信息，而想要进食；而当多肽YY（PYY）这类食欲抑制剂作用时，大脑会收到"饱足"的信息，人就不会想再继续进食。

你或许有过类似的经验：节食一段时间后，反而更想大吃大喝。原因就是节食造成的激素改变，让我们更容易饥饿，更不易饱足。

英国曾经做过相关研究，找来12位健康男性，从事3个阶段、每个阶段9小时的实验。第1阶段先跑步90分钟，然后休息7.5小时；第2阶段受测者久坐不动，但是降低饮食摄取的热量（约1 152卡），幅度与运动所消耗的热量（1 126卡）差不多；第3阶段久坐不动，不运动，也不降低热量的摄取。

实验者每个小时就会检测血液中饥饿素和PYY的变化，结果发现，在从事节食（降低食物热量摄取）的那9个小时，饥饿素的分泌虽有起伏，几乎高于其他两个阶段，但是，相对的，此阶段抑制食欲的PYY，则远低于另外两个阶段。

另一项类似的研究还发现，人体在输入热量小于输出热量达350卡时，就会产生补偿作用，食欲会变为更为强烈；而食欲的增强，跟饥饿素的分泌没有正相关，但是跟PYY的分泌呈负相关。也就是说，PYY分泌越少，食欲越强。

综合以上两点，我们可以这么说：短期来看，节食或许能减肥；但是长期而言，节食反而让人更容易发胖。

4　减重手术对代谢的影响

你可能会有疑问：既然节食会产生上述的后遗症，而减重手术的目的，也是让人抑制食欲、减少进食，难道不会出现类似的影响吗？

2013年，《减重手术》（ *Obesity Surgery* ）期刊上有一篇论文，检视了几个减重手术和整体代谢、基础代谢率相关的研究。结论指出，患者在做了减重手术之后，因为体重减轻，导致基础代谢率下降，因此整体的代谢率也会下降。这一点的确跟节食减肥有着类似的状况。

但是，接受减重手术的对象，原本就是以病态性肥胖患者为主。术前他们受体重所限，不太容易有运动的习惯；术后随着体重下降，他们可以通过运动量增加，来提升能量的消耗，可弥补他们在基础代谢率下降后的能量消耗。

并且，相较于节食减肥，减重手术也会改变胃肠道激素的分泌，带来的却是食欲降低、饱足感增加的结果，而这些激素分泌的改变，在手术后10年仍然相当明显，因此可以降低复胖的概率。

第十三章　多运动，就会瘦？

在形形色色的减重真人秀中，大概都少不了以下的画面：减重当事人气喘吁吁、满身大汗地从事各种剧烈的体能训练，即使身体已经被逼到了极限，还是咬牙硬撑下去。

大多数人都相信，运动可以帮助减肥。回到那个简单的卡路里公式：当输入的热量，多于输出的热量，就会造成肥胖。由此推论，如果通过运动，努力消耗能力，让输出的热量多余输入的热量，就能成功甩肉。

然而，研究显示，如果没有饮食控制，即使做再多、再激烈的运动，也无法达到减重的目标。

早在2001年，就有学者做了多份相关研究，研究对象包括了马拉松受训者、停经后的中年肥胖女性、久坐不动的青少年等。经过20周的观察，仅靠运动减肥的人，最多只能减去数千克。而且，靠运动消耗的热量，也跟体重的减轻无关。

美国阿拉巴马大学（University of Alabama）的教授戴维·艾利森（David Allison）就认为，运动虽然有助于减肥，其实效果是低于一般人的预期的。

1　运动后，吃得更多

为什么运动对减重帮助不大？热量输入、输出公式，为何会失灵？

首先，人体的能量消耗，可能比你想象的要复杂。基本上，身体消耗能量的方式主要有3种：①基础代谢，即维持身体基本功能所需要的能量；②用于食物分解的能量；③用于身体运动的能量。

这3种能量消耗的方式，占比最大的是基础代谢，占60%~70%，不受人的意志所控制，有自己的节奏和强度；其次才是运动所消耗的能量，占10%~30%。由于运动消耗的能量，只占日常能量消耗的一小部分，如果你不搭配饮食控制，从能量的"输入"端下手，即使运动量再大，对于能量"输出"

端的影响也有其极限。

其次，运动会让我们变饿，想吃东西。于是，身体才消耗的热量，又通过食物补充回来，而且补充的说不定还高于消耗的。如果不控制饮食，运动不但无助于减重，反而会让我们变胖。

2009年，美国路易斯安那州立大学（Louisiana State University）的教授提摩西・乔区（Timothy Church）的研究发现，人们在运动过后，反而会吃得过多。原因是他们变得更饿，或是他们认为自己从运动中消耗够多的热量，可以多吃一点。2012年，又有研究指出，人们通常会高估自己在运动中所消耗的能量，结果就是运动量越大，吃得越多，体内的热量不减反增。

2　补偿性行为让运动效果打折

激烈的运动后，通常都有"补偿性行为"。比方说，本来是走楼梯，便改搭电梯，或是本来想走路，便改乘车。受到这种"补偿性行为"的影响，也会影响整体能量的消耗。

另外，当我们给身体太大的冲击，人体的"代谢适应"便开始作用，结果就是基础代谢变缓慢。

1994年，加拿大有个研究，对象是7对久坐不动的年轻双胞胎，他们每天要进行2小时的剧烈运动，为期93天。他们住在实验室中，24小时都受到观察，饮食则由营养师负责，确认他们从食物中所获得的热量维持一致。

结果发现，这14名研究对象，从原本久坐不动，到每天运动2小时，虽然都瘦了，但是最多只瘦了17磅（约7.71千克），最少瘦2磅（约0.91千克），平均只瘦了11磅（约4.99千克）。有趣的是，比起参加实验之前，他们的热量消耗反而少了22%。

从这个结论，大概可以推测：或许是因为"代谢适应"的作用，导致代谢变慢，因此减少热量的消耗；或是在每天两小时的运动之外，他们消耗的热量变少了。

美国纽约大学（New York University）的教授赫门・庞瑟（Herman Pontzer）近期的研究发现：人体的能量平衡系统，存在着一个极限点，一旦达到这个极限点，即使你卖力运动，也无法消耗体内多余的能量。

3　运动就算瘦不了，也有助健康

庞瑟针对非洲和北美洲的5个国家、332位成年人，观察他们在1周之中的运动状况，以及每天的能量消耗变化。结果发现，运动对于能量消耗，确实有轻微的影响。平常有在运动的人，比起久坐不动的人，每天大约多消耗200卡。然而，当运动者增加了他们的运动量时，每日能量的消耗总量，却没有显著的不同。

庞瑟因此提出了一个理论。他认为，从演化的角度来看，由于不确定是否可以随时获得食物，为了生存，人体会自动对于能量消耗设下一道界线，到了一定程度，即使你持续运动，身体也不会让你继续消耗能量下去。从以上这些研究来看，光是运动，未必就能让你瘦下来。但是这并不表示，我们就不要运动了。

如果你想要拥有健康，运动仍是不可或缺的。

4　运动可降低身心疾病风险

定期运动不只能够降低心脏病、脑卒中和糖尿病的发病与死亡风险，也能避免特定的癌症、改善情绪、强化骨骼和肌肉、增加肺活量、降低跌倒与骨折的风险，还能激发脑力、减少心理抑郁和焦虑症状，并增强免疫系统的侦测能力。

另外，运动带来的能量消耗，虽然有其极限，但是通过运动来增加肌肉的含肉量，却能影响人体的基础代谢率。在一定的体重下，人体肌肉含量越高，脂肪就越少，代谢率就越高，身体能量消耗就会越快。

总之，减重的最终目的，是让自己重拾健康的生活，从这个角度来看，我仍然建议要适度运动。只是，千万不要以为运动能消耗能量，饮食就不加以控制，因为你辛苦运动了一个小时的结果，可能只喝一杯珍珠奶茶就抵消了。

第十四章 吃减肥药，有用吗？

当一个人有肥胖的困扰时，会采取什么方式来减重？

第一阶段，就是先"求己"。或是控制饮食，或是积极运动，或是上网找偏方。如果效果不彰，就进入第二阶段"求人"。开始找医生求助，而且通常都是先找内科医生。有些专做肥胖患者生意的诊所，提供给患者的方法，就是吃减肥药。

虽然没有正式统计，但是所有来找我的患者，大概有80%都吃过减肥药，既然他们会考虑手术，想必药物减肥的效果一定不太理想。我还有位患者，曾经吃泰国减肥药吃到肺纤维化，他原本就是病态性肥胖，肺部功能大受影响，来看诊时还戴着氧气罩。还好经过手术，患者顺利瘦下来，氧气罩也终于可以拿下来了。

对于那些爱吃又意志力不坚、或是觉得很忙而没时间运动的人，减肥药带来的速成效果，难免会让人心动。

用药之后，或许真的能瘦下去，代价却是恶心、反胃、干呕、晕眩、暴躁、焦虑、心悸、盗汗、掉发、失眠、便秘等一连串不良反应。更糟糕的是，一旦停止用药之后，可能就会复胖，甚至比原来还要胖。

1 减肥药与不良反应

所谓的减肥药，按照作用机制，大致上可分为3类：抑制食欲、阻碍营养素吸收，以及增加能量消耗效应。

◆ 抑制食欲的药物：这类药物主要是通过抑制食欲或增加饱足感，而减少食物的摄取，包括拟正肾上腺素药与血清胺酸药物。这类药物主要使神经元末端释放正肾上腺素或抑制正肾上腺素的回收，以增加神经元之间正肾上腺素的浓度，进而作用在位于脑部下丘脑的肾上腺素接受器上，以达到减少进食的目的，代表药物如去甲麻黄碱（Phenylpropanolamine，PPA）。

2　食欲抑制药容易上瘾

几乎所有的"食欲抑制药"都是β-苯乙胺的衍生物，可分为"安非他命类"与"非安非他命类"（如PPA）。在美国，安非他命类和非安非他命类皆属于合法的减肥药。这些药物除了容易产生依赖性外，也容易上瘾。因此，患者服药期间，必须遵从医生的处方和药剂师的监控。但美国医学会还是主张，尽量不要使用安非他命替患者减肥。中国台湾地区目前没有类似监控的法律和制度，因此，这类药物被视为禁药，不得随意贩卖和使用。

• 阻碍营养素吸收的药物：食物中脂肪是能量最高的营养成分，因此可借由阻断肠道对脂肪的吸收，来减少身体的能量摄取，进而降低体重。目前为止，这类药物只有罗氏鲜（xenical）。

罗氏鲜是一种胰脏脂肪酶抑制药，可在肠道中抑制食物中约30%脂肪的吸收。使用罗氏鲜最大的剂量为120 mg，1天3次，再高的剂量并无额外明显的减重效果。主要的不良反应为大便次数增加、脂肪便、软便、水便、腹痛、急便感及腹胀等，但如能同时配合饮食控制，症状通常不会很严重，并且会随使用次数增加而减轻。此外，脂溶性维生素的吸收，也可能受轻微的影响，长期使用该药者，应补充脂溶性维生素。

• 增加能量消耗效应的药物：这类药物包括了麻黄素（ephedrine）、支气管扩张药（如氨茶碱）、甲状腺素等。麻黄素除了有抑制部分中枢神经食欲的作用，还能增加热量的消耗；但是也可能会伴随心悸、失眠、晕眩、血压上升等不良反应。

支气管扩张药原先是拿来治疗气喘的，其中枢兴奋的作用，可抑制食欲及增加热量消耗，所以有时也被拿来治疗肥胖。其不良反应有心悸、失眠、胃刺激。而甲状腺素，是人体内的激素之一，可以提高人体基础代谢率，增加能量的消耗，只适用于甲状腺功能低下者。过量时不但会造成失眠、心悸、手抖、腹泻等症状，还可能诱发高血压、心律不齐等疾病。如果当作减肥药物，不只会导致内分泌紊乱，也容易减少过多的瘦肉组织、造成骨质的流失，同时也易影响心脏功能并造成心律不齐，并不是适当的减重药物。

3　什么是鸡尾酒减肥疗法？

在中国台湾地区，除了一般减肥药物之外，还有所谓的"鸡尾酒减肥疗法"，也让许多减重一族趋之若鹜。

一般人熟知的"鸡尾酒疗法"，是华裔科学家何大一为对抗艾滋病，将多种抗病毒药物组合在一起使用而得名。国内的减肥名医将类似的概念用在减肥上，将会影响人体体重的不同药物混合使用，所以称为"鸡尾酒减肥疗法"。

这种混合不同药物的治疗方式，因为"有效"而受到肥胖患者的欢迎，实际上各类减肥药还是有许多不良反应的（表1）。不少诊所也推出自己的"鸡尾酒疗法"，甚至还有药商直接将各式药品分装成"鸡尾酒减肥药包"，由药房负责销售。

"鸡尾酒减肥疗法"所使用的药物，除了前面提到的3类药物，还可能包括以下几种成分：

◆ 利尿药：主要目的是加速排除人体内的水分，消除水肿，使人看起来较为苗条。因水分排出而减轻体重，不过只是暂时的，喝了水之后，体重还是

表1 各类减肥药的功效及不良反应

药物名称	适应证	降低体重相关效果	可能引发的不良反应
去甲麻黄碱	支气管哮喘、过敏性鼻炎	作用在下丘脑的食欲控制中心，达到减低饥饿感的食欲抑制目的	高血压、心悸、心跳过快、不安、呼吸迅速、恶心、食欲不振等。最严重可能引发出血性脑卒中
百忧解	抑郁症、强迫症、暴食症	作用于中枢神经而抑制食欲	神经失调，如焦虑、神经症、失眠、昏睡、疲倦、肌无力、手脚颤抖、流汗、胃肠道不适、厌食、恶心、腹泻、头晕目眩、性功能障碍
麻黄素	支气管哮喘、咳嗽、支气管炎所引起的咳嗽	抑制食欲，增加热量的消耗	心悸、失眠、晕眩、血压上升
甲状腺素	甲状腺激素分泌不足、基本代谢功能障碍等	增加体内代谢速度，增加基础代谢率	心悸、震颤、不眠、头痛眩晕、发汗、神经衰弱、兴奋、不安感、躁郁、食欲不振、呕吐、下痢、肌肉痛、月经障碍、体重减少、乏力感
膨胀药	吸水性高的膳食纤维，不被人体吸收	造成胃肠饱胀感，而减少进食量	无明显不良反应
利尿药	高血压、充血型心力衰竭、肝硬化及肾脏疾病引起的水肿	减少体内水分	厌食、恶心、呕吐、腹泻、便秘、晕眩、头痛、视力模糊、耳鸣、焦虑不安、体位性低血压、肌肉痉挛、虚弱；严重时甚至会导致肾透析过度或紊乱
缓泻药	缓解便秘	增加排便次数及排除宿便	胃肠道疾病或严重腹泻，脱水及电解质失衡
降血脂药物	治疗胆固醇过高，甘油三酯过高	降低体内总胆固醇、低密度脂蛋白胆固醇、甘油三酯含量	依个别药物而有所不同

会恢复，说穿了，使用利尿药减轻体重，只是一种"假象"。利尿药为处方药，针对患者使用，一般人使用会引起人体电解质的失衡，并产生利尿药药物的不良反应。

◆ 缓泻药：主要目的是刺激人体肠道，达到排便而减轻体重。缓泻药长期使用可能会扰乱人体胃肠道的正常功能，妨碍肠道吸收养分，影响人体健康。

◆ 抑制淀粉类或油脂类食物吸收的药品：如罗氏鲜，为一种脂肪酵素的抑制药，作用是减少人体对于脂肪的吸收，常见不良反应为粪便急迫及油便等恼人情形。

◆ 肠道膨胀药：主要为纤维素，在用餐前服用，膨胀药遇水胀大进而填塞胃部，胀满的感觉会使人降低食欲。这种感觉只会维持短暂时间，饥饿感很容易再出现；过量的肠道膨胀剂，会阻塞肠道引起不适。

◆ 抗抑郁药：如百忧解，这是一种借由刺激单一神经传导物质血清素来改善心理状况的药物；不良反应是抑制食欲和恶心，因此也有人拿来作为减肥之用，但可能会造成患者的自主神经失调，甚至性功能障碍，包括性欲下降等。

4　鸡尾酒减肥疗法的弊端

不论是一般的减肥药，还是所谓的"鸡尾酒疗法"，基本上都是通过药物来影响人体的激素分泌，借由抑制食欲、减少吸收、增加能量消耗，来达到减重的效果。

就减肥来说，或许能达成立竿见影的效果，但问题是，这些药物除了本身的不良反应外，也干扰了人体激素正常的运作。而且，采用"鸡尾酒疗法"的医生，通常有自己的配方，患者在不清楚医生用了哪一些药物的情况下，不仅伤身，甚至还有丧命的风险。

从减重成效的角度来看，药物减肥或"鸡尾酒疗法"都是一种短期的、剧烈的减重方式，即使能在短期内达到目标，但是减肥快，复胖也快。不但白忙一场，还赔掉了健康。

通过内科的方式减重，基本上会是一场长期抗战。与其贪快，想在短短1个月就瘦上10千克，不如采取比较缓和的方式。我会建议，每天减少400卡热量食物，以每月减重4千克速度，配合适当、固定的运动量，让自己健康减重，不但不易复胖，对身体也不会造成伤害，但是，前提是你需要长期抗战的恒心与决心。

第四部分

了解减重手术

减重手术是解决病态性肥胖最有效的方法，
是许多人尝试各式各样的减肥失败后，
最终的选择。
那么，减重手术的风险有多大？
有哪些选择？
利弊如何？

手术后，还可以享受美食的乐趣吗？
手术后，"蝴蝶袖""水帘洞"怎么改善？
手术后，会复胖吗？
这些，你都应该先了解。

第十五章　减重手术的好处

虽然说减重手术已经被视为解决病态性肥胖最有效的方式，但是有不少患者或家属，对于这项手术还是有所担忧，因而裹足不前。

他们的疑虑，其实不难理解。减重手术是一种胃肠道手术，或是在胃上绑上束带，或是切除一部分的胃，或是将部分小肠进行绕道处理，这些手术或多或少会带来一些并发症，因此患者担心，做了手术，会不会对生命带来威胁?

任何手术都有风险，减重手术也不例外。减重手术的并发症包括手术接合处的渗漏、胃肠道出血、脾脏损伤、腹内脓疡、伤口感染、肺栓塞、肠梗阻等，并发症发生率为3%~10%；减肥手术的死亡率为0%~1.6%，基本上，年轻而且BMI<50的患者，很少出现死亡的情况。

那么，减重手术能救命吗? 国外已有不少研究显示，减重手术的确能为患者延长寿命。

1　减重手术让人活得更久

美国华盛顿大学的外科研究团队，在2004年提出一份研究报告，将3 328名胃绕道手术的患者与66 109名肥胖患者进行比对。经过15年的长期追踪，发现没有做手术的肥胖患者，死亡率为16.3%；而做过手术的患者，死亡率为11.8%。另一个加拿大的研究，则是针对1 035名胃绕道手术的患者与5 746名肥胖患者进行5年的追踪，其死亡率分别是0.67%和6.17%。根据上述两个结果，至少可以推论的是，就中期、长期效果来说，做过减重手术的肥胖患者，的确会比没做手术的患者要活得更久。

2　中年病态性肥胖患者术后约可多活3年

2006年，美国达特茅斯·希区考克（Dartmouth-Hitchcock）医学中心的乔治·派普（George Pope）在《外科创新》（*Surgical Innovation*）期刊上，也针对减重手术在延长生命的效果方面发表了研究报告，报告通过统计分析模式，得到了以下的结果（表1）。

对于40岁、BMI为40的女性，胃绕道手术可以让她从原本可以再活36.2年，延长为再活38.7年，大约可以延长2.6年，生命延长率提升了7%；至于40岁、BMI为40的男性，胃绕道手术可以让他从原本可以再活29.1年，延长为再活32.4年，大约可以延长3.3年。由于男性的平均寿命原本就少于女性，因此，就比率上来说，减重手术所造成的延长效应就更大。

关于减重手术对于生命延长的影响，近期的研究包括：西雅图群体健康研究中心（Group Health Research Institute）的教授戴维·亚特本（David E. Arterburn）等研究人员，针对2000—2011年间，2 500位做过减重手术的肥胖患者（平均年龄为52岁，平均BMI为47），进行为期14年的追踪观察，其中74%减重手术为胃绕道手术。

该研究发现，作为对照组的7 642位没有做减重手术的患者（平均年龄53岁，平均BMI为46），5年期间的死亡率为10.4%，10年期间的死亡率为23.9%。相较之下，做过手术的患者，术后5年期间的死亡率为6.4%，10年期间的死亡率为13.8%。

表1　减重手术可以延寿

手术与非手术	术前年龄（岁）			
	30	40	50	60
女性患者				
平均生命延长年数	50.6	41.1	31.8	23.2
BMI=40女性生命延长年数				
有减重手术	48.2	38.7	29.7	21.3
无减重手术	45.5	36.2	27.2	19.0
手术效果	2.6	2.6	2.5	2.3
男性患者				
平均生命延长年数	45.7	36.4	27.6	19.6
BMI=40男性生命延长年数				
有减重手术	41.2	32.4	24.3	17.2
无减重手术	37.9	29.1	21.0	13.8
手术效果	3.3	3.3	3.3	3.4

注：在有或无减重手术情况下，依年龄和性别不同，预期寿命增加（以年表示）。

该研究也对比了2000—2005年与2006—2011年，两段时期减重手术患者的死亡率变化，发现近期的减重手术在手术风险和术后并发症方面，有着显著的改善。

另外，美国辛辛那提大学（University of Cincinnati）的教授丹尼尔·薛尔（Daniel P. Schauer）与其团队，针对20万名患者的数据进行分析。在15.9万名病态性肥胖患者中，有4 185位做过减重手术。该团队发现，45岁、BMI为45的女性，接受胃绕道手术者，生命延长年数为38.4年；而没有接受手术者，则为31.7年。也就是说，手术会让患者生命再多增加6.7年。

3　越胖者手术延寿效果越差

该研究还发现，患者的BMI越高，减重手术的生命延长效应，也会跟着下降。当BMI来到62，即使从事减重手术，生命延长的效果也趋近于零。

因此，肥胖患者如果因为担心手术风险而不动手术，也无法靠自己有效减重，造成BMI持续上升，拖到已严重影响身体健康，才又想做减重手术，这时候不但手术的风险比之前更高，手术的"延命"效应也会大打折扣。

根据我的经验，体重超过200千克、BMI达60以上的患者，即使做了手术，通常在体重减少到100千克左右后，就很难再有所进展了。一方面，是这一类患者的饮食、运动等生活形态往往已根深蒂固，即使比术前要吃得清淡、多运动，他们还是会偷吃高热量食物，或是懒得运动；另一方面，从小胖到大胖的患者，身上的肌肉、骨骼都变得比较重，这也成为他们减重的门槛。

那么，对于BMI超过60的肥胖患者，减重手术无助于其生命延长，是不是就没必要做减重手术呢？其实不然。即使肥胖患者的BMI≥60，通过减重手术，仍有助于缓解肥胖造成的高血压、高血脂、高血糖、睡眠呼吸暂停综合征等疾病，可降低猝死的概率。而且很重要的一点是，减重手术可以改善他们的生活质量。

4　生活质量获得改善

减重手术的价值，除了"活得久"，还有"活得好"。

我认为，减重手术对于生活质量的改善，意义可能更高于生命的延长。毕竟，活得久却不能活得好，这样的手术对患者是没有太大意义的。

近年来，关于减重手术对于患者生活质量的影响，医学界也陆续进行了不少研究。由于"生活质量"涵盖的面向很广泛，而且经常取决于患者本身的"感觉"，因此研究者常借助患者自评的问卷调查，而SF-36[The Short Form (36) Health Survey]就是普遍使用的一种调查工具。

什么是SF-36？这是一种生活质量的问卷调查工具。这份问卷涵盖了身体功能（Physical Functioning）、因身体健康所引起的角色限制（Role Physical）、身体疼痛程度（Body Pain）、整体健康状况（General Health）、活力状况（Vitality）、社会功能（Social Functioning）、因情绪问题所引起的角色限制（Role Emotional）、心理健康（Mental Health）等8个层面，根据患者术前术后的给分状况，来检测他们的生活质量是否获得改善。

5　术后1年，生活质量大幅提升

波兰亚捷隆大学（Jagiellonian University）的研究人员曾针对65位平均体重为146.2千克的病态性肥胖患者进行研究，其中有34位患者做了胃缩小手术，31位患者做了胃绕道手术。术前患者先进行了SF-36生活质量问卷调查，两组的总分（Global Quality of Life）分别是胃缩小组69.9分，胃绕道组减重手术提升生活质量102.06分，以总分最高为180分来看，得分都算是偏低。

术后12个月，两组患者的体重较术前平均减少了58.8%，此时再对患者进行SF-36生活质量问卷调查，分数都获得了提升。胃缩小组为146.2分，胃绕道组143.8分（图1）。

研究人员同时还使用了另一种MAⅡ问卷（Moorehead-Ardelt Quality of Life Questionnaire Ⅱ），这是为肥胖者特别设计的生活质量问卷，主要关注6个方面：自尊、身体活动、社交生活、工作、性生活以及饮食行为，分为非常好、好、中等、差、非常差等5个等级。

术前评估，认为生活质量非常好的占4.7%、生活质量好的占13.8%、生活

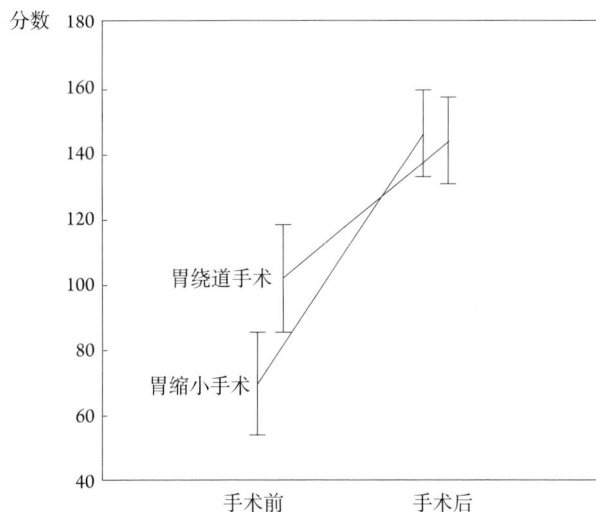

图1　减重手术与生活质量的关联性

质量中等的占58.4%、生活品质差的占21.5%、生活质量非常差的占1.6%；术后的评估，则是认为生活质量非常好的占33.8%、生活质量好的36.8%、生活质量中等的27.89%、生活质量差的1.51%、生活质量非常差的0。

从MAⅡ问卷结果来看，患者术后认为生活质量好或非常好的有70.6%，而生活质量差或非常差的不到2%，也证明了减重手术确实能够改善患者的生活质量。

另外，集合了挪威、美国北卡罗来纳州两地学者所发表的论文，则针对减重手术对于生活质量的长期（5年以上）效应，进行文献探讨。他们回顾了瑞典、挪威、芬兰、美国、荷兰等地的7个研究团队的术后追踪研究，结果也发现，长期来看患者术后的生活质量会提升，即使到了第5年后，分数可能会稍降，但是仍然是高于术前。

6　术后关节炎、湿疹不治而愈

用问卷来证实减重手术的价值，或许少了点温度，就让我分享几则临床上的实际案例。

◆ 案例一：一位50多岁的女士，身高约160厘米，体重是129千克，她因为太胖而出现关节问题，无法自由行动。第1次来看诊时，她是坐在轮椅上的。手术后，她顺利瘦了下来，再回诊时，已经告别轮椅，而且即使没有家人搀扶，她也能自己走路了。

◆ 案例二：一位30多岁的男性，130千克，当他要换手术服时，护理人员吓了一跳。肥胖者因为皮肤有皱褶，容易藏污纳垢，甚至长湿疹。这位患者从肚脐以下、膝盖以上，全都长满了湿疹（合并细菌感染），真是难以想象这位患者是怎么熬过来的。术后体重掉下来，湿疹不治而愈，患者再也不必忍受这种无时无刻不搔痒之苦。

◆ 案例三：一位50多岁的卡车司机，因为肥胖导致打呼噜严重，睡眠质量不好，工作时很容易打瞌睡，吃槟榔、喝提神饮料，效果都不大，开车时每经过两个休息站，就得停下来睡觉。手术后，原本精神不济的问题便迎刃而解，可以从高雄市开车到台北市，再开回高雄市，中途都不必停下来睡觉了。

7　可能有脱发、常排气困扰

案例其实不胜枚举。根据我的经验，绝大多数的患者，手术后生活质量都会获得极大的改善；唯一的例外，可能是饮食生活的质量。理由很简单，手术缩减了患者的胃容量，刚开始通常吃一点东西就吃不下了，不能够像之前那般尽兴吃喝。但是经过1年，患者胃肠道适应之后，大致上可恢复到原来的7成。

患者术后可能还会有一些困扰，比方说，因为肠道吸收的营养变少而导致脱发；或是因为胃肠道的重整与吸收减少，造成食物容易在大肠发酵而经常排气（放屁）。前者可以通过补充营养素，后者则可以从改变饮食、多喝水、补充益生菌来获得改善。

凡事都有利弊，减重手术也不例外。如果靠自己就能顺利减重，当然再好不过；若是竭尽其力，效果依然不好，那么将手术的风险和手术带来的"活得久"和"活得好"，放在天平的两端评估一下，应该就能作出正确的决定了。

第十六章　哪种减重手术最适合我?

　　有位女性患者，她来求诊时，体重约93千克，BMI 37，合并有高血脂和高血糖。我告诉她，适用的减重手术包括了胃缩小、胃束带折叠，以及胃绕道手术，经过沟通之后，她选择了胃缩小手术，术后1年多，她的体重已降到61千克，血糖、血脂回到正常水平。

　　所谓减重手术，其实涵盖了好几种胃肠道手术。除了常见的胃束带、胃缩小和胃绕道手术外，我们还自行研发出胃束带折叠，缩胃绕肠、缩胃扩肠等手术。既然手术种类这么多，每一种手术适用于不同状况的患者，当患者决定要做减重手术时，该怎么选择呢?

1　减重手术的发展

　　说明不同的减重手术之前，先简单介绍减重手术的发展。

　　以手术方式治疗肥胖，始于20世纪50年代。当初的减重手术，是空肠、回肠绕道手术，以及空肠、横结肠绕道手术，都是利用绕道小肠，造成吸收不良，以达到减重效果。但是，由于这些手术会造成严重的腹泻、电解质紊乱，甚至肝衰竭死亡的并发症，因此盛行一阵子之后，便走入历史。

　　接着，又发展出胃间隔术。主要的原理是通过形成小胃囊来控制进食，同时再限制胃出口，控制小胃囊的排空，达到食量降低的效果。这项手术因为容易造成呕吐，且复胖的比例较高，所以也被其他手术所取代。

2　腹腔镜手术几乎无疤

　　另外，早期施行的减重手术，是以传统的剖腹方式来进行胃肠道的接合与隔间，剖腹手术不仅创口大，而且患者身上要接很多的引流管，甚至还得住加护病房。肥胖患者本来就体重过重，翻身不易，卧床容易形成压疮，加上肥胖患者通常都有慢性病，剖腹的手术方式容易造成感染，甚至导致败血症而死亡，因此很多患者宁可选择内科疗法，也不愿意尝试这么痛苦的手术。

后来在腹腔镜手术发明之后，医界也开始通过腹腔镜手术来进行减重手术，只要在肚子上打几个小孔，从微小的伤口伸入内镜来进行手术。优点是术后伤口疼痛减少、患者恢复较快，而且术后皮肤瘢痕很小，较为美观，自然提高患者接受手术的意愿。现在的手术已经能做到单一创口，只要从肚脐处进行手术，术后将创口埋进肚脐之下，几乎可以达到"无疤"的效果，对于爱漂亮的年轻女性来说，是很好的选择。

随着手术技术的发展，接受减重手术的患者数也逐渐攀高。根据美国代谢与减重手术协会（American Society for Metabolic and Bariatric Surgery）的资料，2011年，全美减重手术台数为158 000台，到了2015年，全美已完成了196 000台减重手术；其中胃缩小手术占53.8%，胃绕道手术23.1%，胃束带手术则占了5.7%。

3　中国台湾地区减重手术年约3 000台

根据亚洲的统计结果显示，2004—2009年有155位医生施行减重手术，2004年只完成381台手术，2009年增长了约5.5倍，完成2 091台手术，其中超过1/3的手术是中国台湾医生做的，其次是韩国。至于手术方式的调查，2005年以腹腔镜执行胃束带较多，2009年以执行腹腔镜胃绕道手术最多，2010年则是胃缩小手术增加最多，现在光是中国台湾地区，1年的手术就超过3 000台了。

接下来，就让我们来深入认识不同的减重手术方式：

（1）胃绕道手术（图1）

胃绕道手术被美国减肥医学视为黄金标准手术，是目前最有效的减肥手术。这种手术除了以重新形成的小胃囊容积来限制进食量之外，部分的小肠绕道又有减少吸收的效果，因此减重效果相当好，而且长期的复胖率极低，对于需要快速减肥的患者，这是较佳的选择。

（2）胃缩小手术（又称袖状胃切除手术，如图2）

采用腹腔镜手术将胃大弯袖状切除，保留约100毫升的胃容量，通过降低并限制食量来达到减重效果。另外，胃部切除后，可降低胃饥饿素的分泌，进而减少饥饿感。

胃缩小手术的安全性较高，并发症比例较低，手术后饮食质量较胃绕道好，不会有"倾倒综合征"（食物直接进入空肠内，未在胃内获得消化液适当的搅拌、稀释，因而造成不适）。根据国内外的研究结果显示，BMI<40的肥胖患者，如果接受的是胃缩小减重手术，减重效果不亚于胃绕道手术，非常适合东方人。

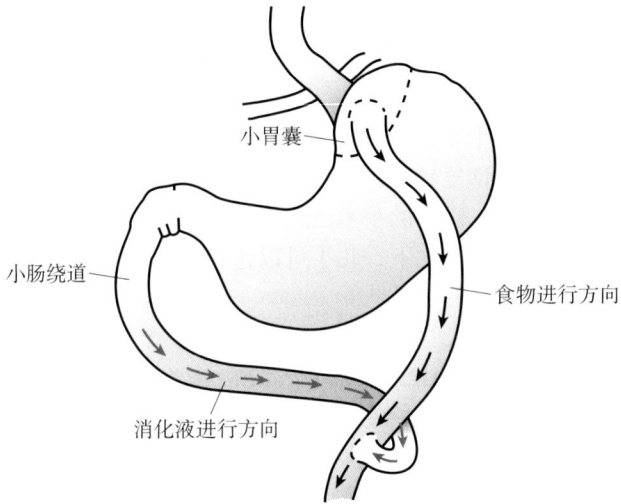

图1　胃绕道手术是将胃分为两部分，重新形成的小胃囊，容积只有20~25毫升，再将小肠绕道，不但可限制进食量，还能减少食物吸收，达到双重效果，术后1年平均可减去80%左右过多体重，效果相当好

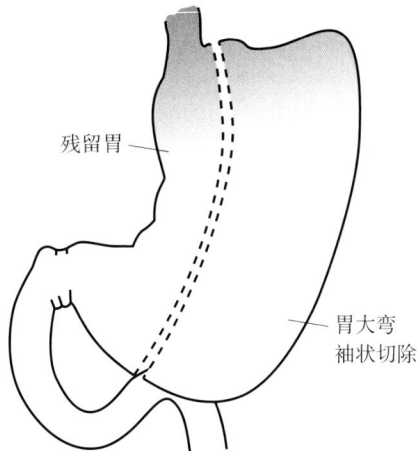

图2　胃缩小手术是将胃大弯切除，留存约100毫升的胃容量，形成一条袖状胃，借此限制进食量，可以减去约70%的过多体重，效果介于胃绕道与胃束带之间

（3）可调整胃束带手术（图3）

手术原理是经由类似约束带的装置，将胃部上方约束，同时经由置于皮下的注射器来调整束带松紧度，以调整可进食量。因为不切割胃肠道，是目前医界认为最安全的外科减重方法。相较于胃绕道和胃缩小，胃束带的手术限制年龄也比较宽，14~65岁都可以做这项手术。

胃束带属于可逆手术，并发症少，几乎没有营养素缺乏的问题。但是，这项手术也有其缺陷。因为没有减少胃容量，患者的饥饿感仍然强烈，所以减重速度慢，通常要2~3年才能达成减重目标。为了加快减重效率，患者术后需要经常回诊调整束带，因此就诊会较频繁，而束带也可能会出现感染、浸润、移位等并发症。

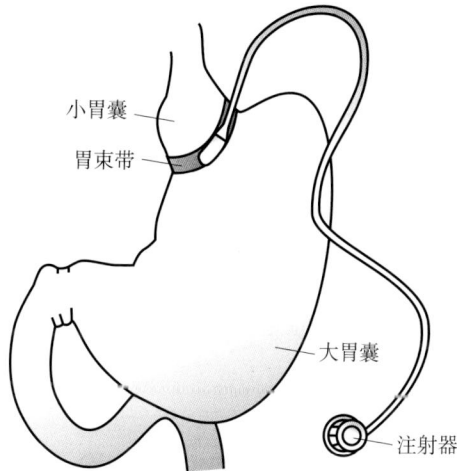

图3　胃束带是一个硅胶的环状束带，经由在胃部上方装置的约束带，形成约25毫升的小胃囊，同时经由皮下的注射调节器来调整束带开头的大小。进食后，食物容易在胃囊中产生饱足感，因而减少进食量，达到减重效果

（4）胃折叠手术（如图4）

手术原理是利用手术针线把胃的大弯向内折叠缝合，使胃部形成香蕉形的小胃，减少胃容量及降低食量。预计1年后可以减去约60%的过多体重，患者如果想要恢复，也可以安全还原。

胃折叠可以说是胃缩小的"可逆版"，既不必将部分胃切除，且无须在体内置入外来物，安全性极高，渗漏风险少，但是1年后容易出现复胖现象，目

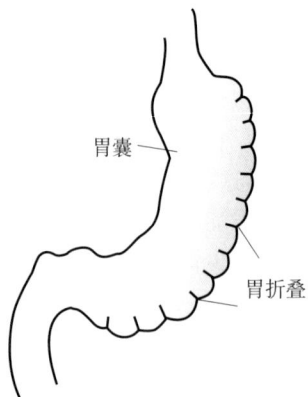

图4　将胃以折叠方式缝合，使胃容量存留约100毫升，借由胃囊折叠减去过多的体重，属于可逆性手术

前手术量也大幅下降。

（5）胃束带折叠手术（图5）

借由胃囊折叠，减少胃容量与饥饿感，以快速减去部分体重，后续再调整束带松紧程度，以控制食量来加强减重效果，并预防复胖。胃束带加胃折叠减重手术也属于可逆手术，患者如果想要恢复，医生可以把束带和折叠都移除。

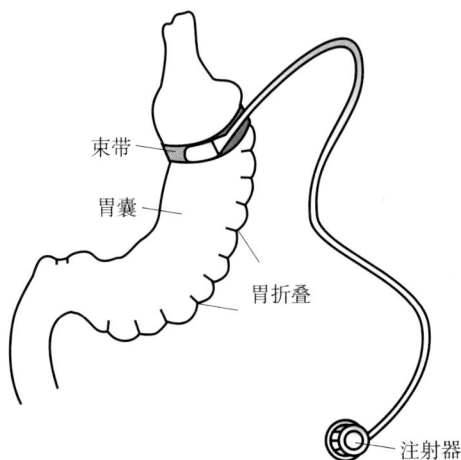

图5　将胃以折叠方式缝合，使胃容量存留约100毫升，再利用一个硅胶的可调整环状束带装置于胃部上方，并置入皮下注射调整器

相较于胃束带，这项手术不必那么频繁回诊，对患者来说，比较方便，而且术后照护简单，不必终生服用维生素。

我的患者中，接受胃束带折叠手术成功减重的个案已达250人，通常2年就可以减去75%的过多体重，而且不易复胖，效果可以说跟胃绕道减重手术不相上下。

（6）缩胃绕肠手术（图6）

将胃大弯袖状切除，保留约100毫升的胃容量，然后将十二指肠及空肠绕道，降低营养吸收能力。

因为手术切割约8成的胃面积，患者除了会降低食量，还会减少饥饿素的分泌，因此食欲也会减少；加上绕过十二指肠及空肠，食物从胃到小肠末端的路径变短，进而刺激激素分泌，使胰岛素抗性减少，引导胰脏功能恢复正常而抑制血糖上升，除了减重效率可达80%外，对于糖尿病的改善与缓解效果更是显著。

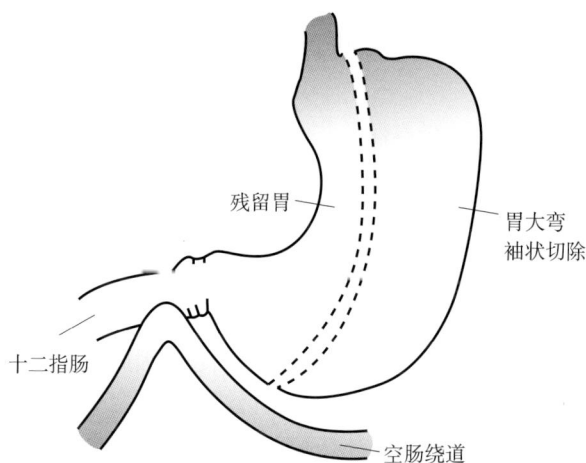

图6　将胃大弯袖状切除，减少胃容量，然后将十二指肠及空肠绕道，降低部分营养吸收能力，改变肠道激素分泌

（7）缩胃旷肠手术（图7）

将胃大弯袖状切除，保留约100毫升的胃容量，并加上2~3米的前端小肠绕道旷置。这项手术一方面保留了胃缩小手术的优点，如在胃部切除后可降低胃激素饥饿素的分泌，而降低饥饿感，进而减少食量，同时增加借由小肠扩置的机制来减少食物的吸收，更能增加减重的效果。

缩胃扩肠手术的安全性高，并发症发生率低，手术后饮食质量较胃绕道手

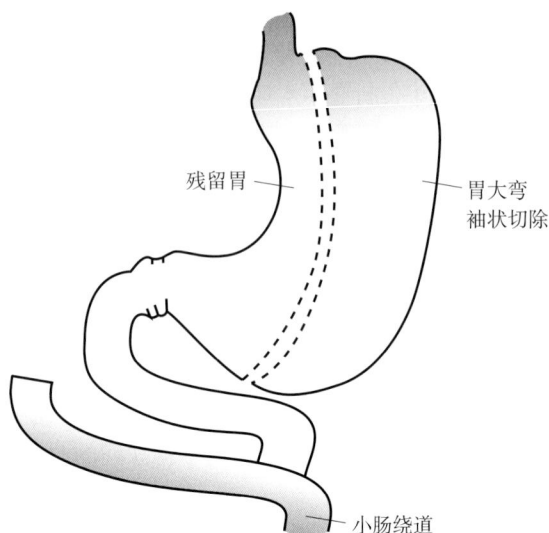

图7 将胃大弯袖状切除，并加上2~3米的前端小肠绕道旷置，通过减少食量与限制吸收来达到减重目的

术好，也不易发生"倾倒综合征"及胃溃疡等并发症。由于合并了两种手术的机制，根据现有的研究结果显示，减重效果与胃绕道手术相当，是非常适合东方人的减重手术。

4 减重手术并发症风险低

有些患者常常担心有关手术的并发症的问题，因此常常犹豫不决，就算体重已经让他百病丛生或是生活质量极差，仍然无法下定决心接受减重手术（减重手术比较见表1）。减重手术因为微创技术的进步已经变得非常安全，恢复极快，通常1周后就能回到正常生活中去。

而手术导致的死亡率，在有经验的医生与团队手上是低于0.1%的，这甚至比阑尾炎手术的死亡率还低。

当然有经验的团队是有一定意义的，尤其是复杂的手术种类。2016年发表于外科年鉴的加拿大的研究分析了高手术量中心的29位医生自开始减重手术的前6年手术成果，发现从事胃绕道手术需要积累500例以上手术经验，技术才能稳定，此时手术时间比起一开始的75例可以减少45分钟左右。当医生手术已经超过600例时，患者并发症最少。

总而言之，减重手术应该依照患者的身心状况与生活饮食习惯等众多因素，来考虑选择适合的手术，而选择优良的医生与团队则是成功的关键。

表1 减重手术比较表

手术名称	胃绕道	胃缩小	胃束带	胃折叠	胃束带折叠	缩胃绕肠	缩胃扩肠
手术方式	腹腔镜手术	腹腔镜手术	腹腔镜手术	腹腔镜手术	腹腔镜手术	腹腔镜手术	腹腔镜手术
原理	限制食量 并减少吸收	限制食量	限制食量	限制食量	限制食量	限制食量 并减少吸收	限制食量 并减少吸收
*减重效率	约80%	约75%	约60%	约60%	约75%	约80%	约80%
减重时间	1~1.5年	1~1.5年	3年	1~2年	1~1.5年	1~1.5年	1~1.5年
维生素缺乏	需积极补充维生素	轻微	轻微	轻微	轻微	需补充维生素	需补充维生素
手术风险	约千分之三	较低	较低	较低	较低	约千分之三	约千分之三
手术时间	2小时	1小时	45分钟	1.5小时	2小时	2.5小时	2小时
住院时间	2~4天	2~3天	1~2天	2~3天	2~3天	2~4天	2~4天

*，减重效率，减去超出理想体重的比率。

第十七章　减重手术后的调适

因为从事了减重手术，让我跨进"全人医疗"的领域，也就是说，医生不只是为患者治"病"，而是为患者提供全方面的关照。

为了照顾减重手术患者，2009年起，我就成立了"台湾减重支持教育协会"，这是中国台湾地区第一个针对减重手术患者成立的民间团体，协会以北极熊作为吉祥物，并不定期提供讲座与课程。

有些人可能会觉得纳闷：患者做完减重手术，等着瘦下来就好了，为什么还需要为他们成立支持团体？

其实，减重手术改变的不只是体重而已。通过胃肠道的重建，内在的肠道激素、肠道菌相会发生改变。而外在的饮食形态、生活质量、人际关系，都可能会因此出现变化。患者术后面对这些改变，必须重新调整自己。在这个过程中，可能会遇到挫折，也可能会有疑惑。

比方说，术前热爱食物的患者，术后吃一点就吃不下了，会不会变得不快乐？手术后需要运动来控制体重吗？减肥之后的皮肤松弛该怎么办？做过减重手术后需要妊娠，其怀孕期间会不会有风险？

关于这几个常见的问题，让我来一一说明。

1　吃的乐趣被剥夺？

减重手术会让患者的生活质量获得改善，但是的确有患者会在术后出现轻微的抑郁现象，这与患者术后饮食质量的改变有关。

我遇到过不少肥胖患者，他们平时除了吃，就没有别的兴趣了。由于做了减重手术之后，再也不能大吃大喝，有人还特地在术前去大吃一顿。由于他们过去都是依赖食物获得满足感，如今遭到了抑制，情绪难免会受到影响。

另外，部分的肥胖患者在手术前就合并了压力性饮食的现象，只要工作或生活压力一来，便寻求吃喝来舒解压力。因此，手术后的饮食改变，也让原本压力宣泄的管道受到影响。

但是，即使都是减重手术，不同的术式，对于患者在饮食质量的影响也不相同。澳大利亚的卧龙岗大学（University of Wollongong）曾经做过调查研究，通过"食物耐量问卷（Food Tolerance Questionnaire）""消化道生活质量指数（Gastrointestinal Quality of Life Index）"，了解胃束带、胃缩小、胃绕道3种减重手术术后，患者的饮食状况，而BMI≥35或患有2型糖尿病的肥胖患者，则是对照组。

2　胃缩小对饮食质量感受最好

这两项问卷都是分数越高，代表患者的感受越好。根据最后的有效问卷，在"食物耐量问卷"方面，分数从最低到最高为1~27，对照组为24.5分，胃束带组为15.5分，胃绕道组为22分，胃缩小组为24分，就手术组来看，分数最低的为胃束带组，最高的是胃缩小组。

至于在"消化道生活质量指数"，分数从最低到最高为0~144，对照组为96分，胃束带组为94分，胃绕道组为113分，胃缩小组为120.5分。就手术组来看，最低的还是胃束带组，而最高的仍是胃缩小组。

为什么同样是减重手术，患者在术后对于饮食质量的感受却不同呢？这跟术式造成的激素影响有关。由于胃绕道和胃缩小，都是胃肠道重建的手术，除了胃容量减少，饥饿素分泌减少外，带来饱足感的激素如PYY和GLP-1则会增加。相较之下，胃束带只是在胃上方绑一个束带，胃容量减少了，但是相关激素并没有改变。可以想象的是，做了胃束带的患者常会面临着"很饿，但是吃不下"的煎熬，这或许解释了胃束带患者为何饮食质量会比较低。

我曾经有患者是一家三兄妹，他们都是体重破百千克的肥胖者。哥哥和姐姐先来找我做手术，虽然我认为，胃绕道或胃缩小比较适合他们，但是他们最后还是决定做胃束带折叠，1年半后，他们体重都降了约30千克，接着就降不下去了。后来妹妹来做了胃缩小，术后跟踪期间，体重一直在下降，没有停下来。结果姐姐回来找我，说她要改成做胃缩小。妹妹跟我透露，每次吃饭时，姐姐其实还未真正获得饱足，但是胃容量已经让她无法进食。再看到妹妹吃几口就饱了，心情就很不好。像这样的饮食质量，就会影响长期的减重效果。

虽然减重手术后，不能像以前那样大口吃肉、大口吃饭的享受美食。换个角度想，这正好也是机会，可转移自己对食物的依赖，培养其他的兴趣，或是走入社会，交更多朋友，让自己可以在其他事物上获得满足，这未尝不是件好事。

3 为什么减重手术后还要运动？

由于肥胖的人心肺功能较差，容易喘，又有高血压，加上关节炎、足底筋膜炎等毛病（常见于肥胖的年轻人），因此运动对于肥胖的人来说，是一件很辛苦的事。

上面提到的这些问题，通过减重手术都会获得改善，因此患者的运动能力也会提升，而我也鼓励患者在术后要多多运动。曾经有患者问我："做完减重手术，自然就会瘦下来，为什么还要辛苦运动呢？"

美国一项文献研究指出，在13篇运动和术后减重的相关研究中，有11篇呈现了正相关，术后的运动有助于减少4%的BMI值；澳洲蒙纳许大学（Monash University）的研究人员也有类似的文献研究，他们发现，18篇相关论文中，有16篇显示运动和术后减重效果呈正向相关。进一步进行数据分析发现，术后有运动的人，比起没运动的人，平均可以多减去3.62千克。

我们自己所做的相关研究，也得到同样的结果。术后有运动的人，减重效果会比没运动的人好。我们观察的结果发现，这也跟当事人的动机有关。术后会勤于运动的人，在饮食上通常比较听医生的话；反之，术后不运动的人，在饮食上也比较缺乏自制力，所以后者的减重效果会不如前者。

运动除了有助于术后的减重效果，也可以改善皮肤松垮的问题。有些患者会抱怨，减重手术后，人虽然瘦了，但是看起来也比较老，这就是皮肤松垮造成的视觉影响。运动可以让皮肤变得比较紧实，比擦什么紧肤霜效果好得多。

4 减重手术后练肌肉，不可太超过

至于术后该做什么运动？我的建议是：术后第1个月，因为身体还在复原中，不建议做高张力的运动，暂时以散步、快走为主，之后到第3个月之间，可以开始做有氧运动；第3个月之后，为了避免蛋白质的流失，应该要从事一些肌力训练，但是也不要做高强度的肌力训练，因为练出太多肌肉，可能造成减重停滞，甚至是体重上升。例如，我有位来自新加坡的患者，术前126千克，术后3个月掉到95千克，之后下降的幅度就变得很缓慢。原来就是因为他做了很多重量训练，练出了肌肉，肌肉本来就比较重，反映在体重上，就是体重掉不下来。因此，除非你的目标就是成为"大只佬"，否则术后的运动还是要经过专业的体能教练指导，才比较容易达到理想的体重与外形。

5 减重手术后该做塑身手术吗？

我有个患者名叫阿诺，他曾经胖到170千克，教会的朋友建议他做减重手

术，他一度迟疑，理由是他看过有人做了减重手术，人虽然变瘦了，但是手臂出现"蝴蝶袖"，或是肚子上的皮肤垂叠，有如"水帘洞"，他觉得跟肥胖比起来更不美观。后来他还是做了减重手术，但是，为了摆脱这些"蝴蝶袖""水帘洞"的状况，他非常卖力地进行运动，特别是肌力训练，因此几乎没有皮肤松弛的问题。

但是，毕竟不是每个人都有像阿诺一样天天到健身房报到的决心和毅力的，因此这些松弛的皮肤，就成了减重手术患者心中的痛。过去因为体型的关系，他们可能交友不顺，也未曾考虑到婚姻。瘦下来之后，他们可能开始有追求者，然而身上这些松弛的皮肤，可能会让他们对亲密关系却步，而塑身手术便是很好的解决之道。

塑身手术涵盖了身体的几个重要部位：脸部松垮，可做脸部拉皮手术；胸部下垂，可做胸部拉提手术；腹部的皮肤垂叠，可做腹部拉皮手术，这也是目前最常做的术后塑身手术。至于女性在乎的大腿、臀部，也都可以做拉皮手术。

但是，患者在减重手术后，会做塑身手术的比率却不高，从西方的研究报道来看，是7%~47%，基本上没有超过一半；而中国台湾地区更少，我们自己的研究显示，大概只有5%，即4 000多个病例中，做塑身手术的患者不到200人。

为什么做塑身手术的患者这么少？原因可能是患者认为这些松弛的皮肤对生活影响不大，或是可借由运动来消除，所以不考虑再花一笔钱来做塑身手术。

6 塑身手术可以预防复胖

其实，塑身手术不仅可以改善外观，不少研究都指出，塑身手术也会影响减重复胖的程度。一项瑞士的相关研究，针对98位做了胃绕道手术和塑身手术，以及102位只做胃绕道手术的患者，在减重手术后进行了长达7年的追踪调查，发现只做胃绕道手术的患者，平均复胖了22.9千克，而做了胃绕道手术和塑身手术的患者，平均复胖了6.2千克。结果显示，塑身手术确实能降低复胖的概率。

塑身手术为何有这种结果，医学界目前还未有定论。我的推论是，从生理上来说，塑身手术切除了身体多余的皮肤和脂肪，从而减少了身体对能量的需求，进而降低人体对能量的摄取；从心理上来说，会做塑身手术的人，通常比较年轻，重视身体形象，因此对于体重的维持也会比较用心，所以不容易复胖。

另外，减肥后的松弛皮肤容易出现湿疹等皮肤病，影响生活质量，所以塑身手术还是很值得减重手术患者考虑的。

但是，要做塑身手术，也有条件：①最好年满18岁；②术后的BMI<27，而且体重已趋稳定；③认为松弛皮肤会影响外观的患者。也有医生认为，BMI变化大于10，而且体重减少超过20千克的患者，就应该要接受塑身手术。

从事减重手术多年，过去我们是把一位肥胖患者，变成体重正常的人。近年来，我的想法又往前跨了一步，就是让患者不只是变得体重正常，而且人生变得更好。考虑到患者的身体形象和生活质量等层面，未来我们"国际代谢形体医学中心"的服务就包括了塑身手术，目前团队中已有整形科医生前往美国与南美洲学习相关技术，未来就可以帮助更多有这方面需要的患者。

7　我怀孕了，会生出胖小孩吗？

《开创医疗蓝海》书中，曾经提到一位阿里山姑娘若妍的故事，她因为体重过重，有多囊性卵巢综合征，不易受孕。妇产科医生告诉她，最好的解决之道，就是减重。

若妍很希望有个孩子，但是她试过各种方法，就是瘦不下来，便决定来做减重手术。术后不到4个月，当她去妇产科检查时，医生就宣布了她怀孕的喜讯，来年顺利生下了女儿，如愿成为一位母亲。

很多肥胖患者来求诊时，常会问我："减重手术会不会降低怀孕的概率？"其实正好相反，肥胖除了会让女性因为多囊性卵巢综合征导致不孕，也会影响男性精子的数目。中国台湾地区某医院曾经做过研究，发现男性一旦BMI超过25，不仅有精子数量不足的风险，且比起健康体重的人其不育的风险要高出31%；精子外观出现异常的概率也比正常人高出1.46倍，因此，另一半也不容易受孕。

另外，肥胖会影响当事人的外观，使其对于交友缺乏自信，不容易找到另一半，当然也就不可能会怀孕。

通过减重手术，不论男女，这些生理、心理因素都会获得改善，通常都能如愿怀孕。但是，由于术后体重开始下降，可能会营养不良，此时太快怀孕，生出来的孩子，体形可能会比较瘦小，所以我通常都会建议患者术后1年、体重变化比较稳定后，再计划怀孕。但是我还是遇过一个患者，术后1个月就怀孕，原来是患者过去因为不孕，没有避孕习惯，结果一做完手术就"中奖"了。

另外，手术后的避孕应尽量采用保险套避孕，因为手术后初期，采用药物避孕，因药物的吸收因手术种类而不同，避孕药可能会无法产生作用。

8　减重手术对怀孕期的影响

那么，做了减重手术后怀孕的女性，妊娠和分娩的风险会不会比较高？就目前国外的研究报告来看，做过减重手术的女性，胎儿死亡或早产的概率，跟一般的女性是一样的。

事实上，做了减重手术，在怀孕期间，反而可以避免高血压、糖尿病、子痫前症（俗称"妊娠毒血症"）等并发症。

前一阵子，有位妈妈带女儿来看诊，我看那位妈妈皮肤明显暗沉，就问她肾脏是否有问题。原来她以前很胖，怀孕的时候血压降不下来，发生了子痫前症，导致肾衰竭，由于女儿也很胖，她担心女儿会重蹈覆辙，所以带她来做减重手术。如果当年这位妈妈有机会做减重手术，或许就不会赔掉肾脏的健康。

但是，由于做了减重手术后，患者可能会出现贫血、维生素缺乏等问题，加上怀孕会让患者体重再上升，术前如果有糖尿病、高血压等问题，这时候可能会轻微复发，所以减重手术患者怀孕期间，还是得多加注意；该补充的稀有元素要补充，除了看妇产科医生，每3个月也要找减重医生回诊，确认身体的状况。

至于产后是否会复胖？根据我的临床观察，生完孩子后，只要能够维持均衡饮食，不要因为"坐月子"就大量进食高热量食物，通常体重还是会降下来。由于现代人"坐月子"的风气已有改变，我几乎没遇到过产后又胖回去的案例。

9　减重手术后，肥胖基因是否会遗传？

关于怀孕，另一个我常常被问到的问题是："做完减重手术后，我还会生个胖小孩吗？"

我有两位患者，男生约130千克，女生约100千克，他们因为来看诊而认识，进而交往、结婚。两个人术后都瘦了下来，但是他们都很担心，两个体重超标的人生下来的孩子，是不是也难逃肥胖的命运？

加拿大曾经做过相关研究，研究人员比较做了减重手术的母亲，以及没做减重手术的母亲；前者生下的小孩，出现肥胖的概率比较低，而且他们血液中的胆固醇、甘油三酯、胰岛素等含量也比较正常。该研究推论，母亲为胎儿提供的子宫环境，或许是肥胖基因会不会遗传的关键因素。但是，美国另一项动物实验，则有不太一样的结果，研究人员将雌性鼠进行减重手术，然后让它们怀孕，生下来的小鼠，跟没有做减重手术雌性鼠所生的小鼠相比，体形虽然比较瘦小，但是若都喂食高热量食物，同样都会发胖。

乍看之下，这两项研究结果似乎相互矛盾，但是，两者的实验条件，本身就存在着差异。首先，在动物实验中，雌性鼠从做完减重手术到怀孕生产，时间比人类较短，子宫对胎儿的影响可能也因此不同；另外，幼鼠是被刻意喂食高热量食物，但是在人类的状况下，母亲可以决定喂食的内容。通常，做过减重手术的母亲，自己的饮食习惯就会改变，基本不会给孩子喂食高热量食物。

要以人类为研究对象，观察减重手术对后代的影响有其困难性，也需要很长的观察期。但是，从这两项研究，我们至少可以推论，肥胖女性在做完减重手术后怀孕，先天性上，孩子没有发胖体质。如果也能够养成孩子均衡饮食的习惯，就不会有肥胖的下一代。

肥胖遗传的研究，过去多与女性有关。而最近更有趣的发现是，肥胖男性在做了胃绕道手术后，精子中跟肥胖相关的基因表现也会出现改变。这个由丹麦糖尿病研究中心2016年发表于《细胞代谢》（*Cell Metabolism*）期刊的结果，告诉我们减重手术重塑接受者手术后的精子基因表现，可能传递到下一代。下一代可能因此更健康，更不易肥胖。随着日后更多的研究，我们或许会更清楚减重手术对肥胖男性在基因遗传上的影响。

10　避免开启肥胖基因开关

目前人类基因图谱解密之后，随之而来的基因研究发现，基因和基因表现是两回事。这很像是家里的电灯，有设定开关，但不代表它随时是开着的，也就是说，我们的基因会随着生物环境的改变，而影响它的表现与否。

因此，减重手术后的男女，身体的环境改变影响其基因表现，也会对下一代造成影响与遗传。目前观察到的科学实验，都是朝向正面的结果，也让医生们感到振奋，当然这还需要时间的验证。

第十八章　减重手术也能治糖尿病

这是一对有着开朗笑容的母子。母亲刘建鸾，人称"胖姐"，是北京知名的美食达人，爱吃、爱分享。儿子毕思博，是位爱笑、爱交朋友的大男孩。在他们阳光的笑容底下，其实有着不为人知的忧愁。

刘建鸾的体重是97.7千克，毕思博的体重131千克，两人都深为肥胖所苦。母亲除了有严重脂肪肝、高血压之外，还有11年的糖尿病史，偶尔一不忌口，血糖值就飙升；儿子也有高血脂、肝指数偏高、脂肪肝、膝盖疼痛等问题，而且嘴唇常年发紫，身旁的人经常都担心他的健康状况。

在朋友的介绍下，这对母子成为我的患者。我帮刘建鸾做了缩胃绕肠手术，为毕思博做了胃缩小手术。

1　血压血糖正常了

术后两年，"胖姐"的体重已经降到62千克，血压和血糖都恢复正常，毕思博的体重则减到80千克，胆固醇和肝指数全部正常，膝盖疼痛消失了，嘴唇颜色也正常了。

对于"胖姐"来说，手术带给她的，不只是减重，她也不再受糖尿病的折磨，血糖保持稳定，不需吃降血糖药物，偶尔还能吃点巧克力，也有体力爬山5个小时，这都是她以前不敢奢望的事，因此手术后她宛如重生。

分享这对母子的故事，我主要是想强调，减重手术带来的效果，不只是减重而已，甚至还可能为糖尿病治疗提供另一个选择，因此在医学界，减重手术还有一个新的名字——"代谢手术"。

2　糖尿病治疗的新契机

目前，全世界约有4亿多人为糖尿病所苦。中国台湾地区有近200万人罹患糖尿病。根据中国台湾地区卫生事务主管部门公布的近104年中国台湾地区人口十大死因，糖尿病名列第五名，仅次于恶性肿瘤、心脏疾病、脑血管疾病、肺炎。事实上，从1987年以来，糖尿病始终稳居中国台湾地区十大死因的前五名。

糖尿病医学会的统计指出，中国台湾地区每年有近1万人死于糖尿病，相当于每1小时，就有1人被糖尿病夺去性命。45岁以上人群的糖尿病发病率为15%，65岁以上人群糖尿病发病率超过20%；更让人不得不警觉的是，糖尿病已不再是中、老年人的专利，20岁以上人群的糖尿病发病率高达9.59%，显然，糖尿病已有年轻化的趋势。

过去糖尿病患者，通常是通过服用药物或是注射胰岛素来治疗、控制血糖，随着医学界的发现，原本有糖尿病的肥胖患者接受减重手术后，有机会不必再口服降血糖药或注射胰岛素，甚至连糖尿病引起的并发症、性功能障碍，也在术后呈现明显的改善。

手术方式会影响糖尿病的缓解，胃绕道的手术效果最好，有80%~90%的缓解率；胃缩小的效果次之，70%~80%的缓解率；胃束带则约有60%的缓解率。胃绕道的效果在手术后几天内就会出现，而胃缩小及胃束带的则是需等到体重慢慢下降后，血糖才会有所改善。

所谓缓解，是指在不用任何药物的情况之下，可以空腹血糖正常，及糖化血红蛋白6%以下。

将减重手术用来治疗糖尿病，已经是国际公认的趋势。1991年美国国家卫生组织就建议，BMI≥40，BMI≥35且合并严重心肺疾病，或糖尿病控制不良，可考虑减重手术。2011年，国际糖尿病联盟公布的2型糖尿病治疗准则，就将减重手术纳入以往认为只能以内科方法控制的糖尿病治疗，这是糖尿病治疗上的一大突破。

3　减重手术治疗糖尿病对象大增

2012年，中国台湾地区糖尿病学会在《糖尿病照护指引》中，也提到糖尿病减重手术的临床建议。对于2型糖尿病并有病态性肥胖（BMI≥35）的患者，经药物治疗仍无法达治疗目标时，减重手术是一个适当的治疗方式；对于BMI为30~35的2型糖尿病患者，经药物治疗无法达到治疗目标时，减重手术可以是一个替代的治疗方式。

2016年6月，台湾地区代谢及减重外科医学会最新"手术治疗糖尿病专家指引"更将手术的BMI标准向下修正：BMI>32.5以上的糖尿病患者，在生活形态及药物控制下，血糖仍控制不良，建议考虑减重手术治疗；BMI在27.5~32.4的轻度肥胖糖尿病患者，在口服或针剂药物治疗下，血糖仍控制不良，也可以考虑通过减重手术来治疗糖尿病。

从这一连串的发展来看，原本减重手术主要是用于治疗重度肥胖的糖尿病患者，现在适用对象已逐渐拓展到轻度、中度肥胖患者身上。这对于内科控制效果不好、无法按时服用降血糖药物，或是害怕注射胰岛素的糖尿病患者，无疑是一大福音。

4　对糖尿病的缓解率高

那么，医学界是如何发现减重手术可用于糖尿病的治疗？

最早的研究始自1995年，美国东卡罗莱纳大学（East Carolina University）医学院的教授华特·波芮斯（Walter J. Pories）针对608位做过减重手术的肥胖患者，进行长达14年的追踪（其中17位失联），结果发现，146位原本2型糖尿病患者中的121位，以及152位血糖异常者中的150位，术后都维持稳定的血糖值，由此认定减重手术对于肥胖所导致的糖尿病，有着很高的缓解率。

之后，美国明尼苏达大学（University of Minnesota）外科部教授亨利·布赫沃德（Henry Buchwald）和团队从事大规模的数据分析，他们集合了622项研究计划、135 246位糖尿病患者，结果显示，整体而言减重手术可为糖尿病带来约78.1%的缓解率；术后2年，糖尿病缓解率也达62%；代谢问题获得解决或改善的比率更高达86.6%。布赫沃德教授也发现，不同的减重手术对糖尿病的改善程度也不同；其中胆胰绕道手术效果最好，胃绕道手术居中，最差的则是胃束带手术。

英国南安普敦大学（University of Southampton）的教授吉尔·科尔奎特（Jill L. Colquitt）则发现，相对于传统的减重方式，减重手术的确能为糖尿病患者带来较高的缓解率，而且减重效果比较持久，对患者高血压的改善也有帮助。

5　胃绕道术后，血糖正常率较高

中国台湾地区的研究显示，1997—2006年间有1 375人接受减重手术治疗，其中247人为2型糖尿病患者，166人为空腹血糖异常者。手术1年后，2型糖尿病患者有78.5%空腹血糖恢复正常；空腹血糖异常者则有94.7%空腹血糖恢复正常。就手术方式来说，胃绕道手术体重下降较多，也有较高的血糖正常率（93.1%）。

另外，江苏连云港市第一人民医院医生王国风和团队，则针对了15项研究计划、1 753位减重手术患者进行数据分析，发现患者年纪越轻、罹患糖尿病的时间越短、血糖控制越好，减重手术后的糖尿病缓解率也会越高。

6　影响胃肠道激素

为什么减重手术可以改善糖尿病？最初的解释是，术后血糖值的下降，跟肥胖患者体重减轻、热量摄取减少有关。但是，研究发现，接受胃绕道手术的患者，术后1~3个月内，还未有显著体重下降之前，血糖值就已经改善，因此这样的推论被否定了。

目前，医学界普遍支持的看法，认为糖尿病的形成跟胃肠道激素有关，这些激素与胰岛素构成所谓的"肠–胰岛素轴"（Enteroinsular Axis）。该轴的成员除了胰岛素以外，还包括胆囊收缩素（CCK）、抑胃肽（GIP）、胰高血糖素样肽-1（GLP-1）、饥饿素（ghrelin）、瘦素（leptin）和乙二腈(adiponectin)、多肽YY（PYY）等。

这些激素在胃肠道的定位逐渐为人所知。比方说，饥饿素大部分由胃分泌，少部分由十二指肠分泌；GIP主要由十二指肠的K细胞分泌，GLP-1则主要由小肠特别是回肠的L细胞分泌。当减重手术通过胃肠道的重整，达到限制食量、减少吸收时，同时也改变了这些胃肠激素的分泌，进而使胰岛素分泌增加，或使胰岛素敏感性增加，让糖尿病达到缓解或根治。

关于糖尿病外科手术对胃肠道激素分泌的影响，目前存在两种假说，分别是"前肠理论"（foregut hypothesis）和"后肠理论"（hindgut hypothesis）。

曾任职于纽约长老会哥伦比亚和康乃尔大学医院（New York-Presbyterian University Hospital of Columbia and Cornell）的教授弗朗西斯科·鲁比诺（Francesco Rubino）提出的"前肠理论"，是指胃绕道手术后，食物直接从胃进入小肠，避开了对十二指肠的刺激，减少了胃肠道原本会抑制胰岛素的激素如GIP，因而促进了胰岛素的合成或释放，甚至增加了胰岛素的敏感性。

"后肠理论"则是指胃绕道手术后，食物直接与小肠末端接触，激发出更多帮助分泌胰岛素的激素如GLP-1，改善体内对于胰岛素的敏感性。

另外，减重手术也会改变人体内的菌相，影响胃肠道激素的分泌，进而调节血糖。由此可见，胃肠道激素与胰岛素的分泌，存在着相当错综复杂的关系，有赖更多的研究来厘清其中的关联。

7　手术治疗糖尿病，须充分沟通

手术可以治愈糖尿病的发现，对医学界产生很大的震撼。一般传统的口服降血糖药或注射胰岛素，只能控制血糖的升高，推迟血管及神经病变的发生；而糖尿病手术虽然提供了一个长期治愈的可能，但由于各种手术的疗效及安全性各不相同，患者还是应该根据本身的状况，与医疗团队充分沟通，才能找出最适合自己的糖尿病治疗方式。

另外，要提醒一件很重要的事：血糖的恒定由胰腺分泌的胰岛素来控制，当糖尿病患者的血糖控制不良时，胰岛细胞的功能也会大幅快速下降，手术能否缓解糖尿病，残存的胰岛功能是最主要的决定性因素。因此当你的血糖控制不良，或是药物持续增量，应该寻求外科医生的意见时，千万不要犹豫，以免错失了手术治疗的良机。

参考文献

| 第一部分　第一章 |

[1]　　S Heshka , DB Allison. Is Obesity a Disease? International Journal of Obesity , 2001.

| 第一部分　第二章 |

[1]　　Marti A , Moreno-Aliaga MJ , Hebebrand J , Martínez JA. Genes , Lifestyles and Obesity. International Journal of Obesity , 2004.

| 第一部分　第三章 |

[1]　　Kathleen J Melanson , Ana M Andrade , Daniel L Kresge , Pedro J Teixeira , Fátima Baptista. Does eating slowly influence appetite and energy intake when water intake is controlled? International Journal of Behavioral Nutrition and Physical Activity , 2012.

| 第一部分　第四章 |

[1]　　Paul B. Eckburg , Elisabeth M. Bik , Charles N. Bernstein , Elizabeth Purdom , Les Dethlefsen , Michael Sargent , Steven R. Gill , Karen E. Nelson , David A. Relman. Diversity of the Human Intestinal Microbial Flora. Science , 2005.

[2]　　Grayson BE , Schneider KM , Woods SC , Seeley RJ. Improved rodent maternal metabolism but reduced intrauterine growth after vertical sleeve gastrectomy. Science Translational Medicine , 2013.

[3]　　Ley RE , Bäckhed F , Turnbaugh P , Lozupone CA , Knight RD , Gordon JI. Obesity alters gut microbial ecology. Proc Natl Acad Sci USA , 2005.

[4]　　Tremaroli V , Karlsson F , Werling M , Ståhlman M , Kovatcheva-Datchary P , Olbers T , Fändriks L , le Roux CW , Nielsen J , Bäckhed F. Roux-en-Y Gastric Bypass and Vertical Banded Gastroplasty Induce Long-Term Changes on the Human Gut Microbiome Contributing to Fat Mass Regulation. Cell Metab , 2015.

| 第一部分　第五章 |

[1]　David E. Cummings, Jonathan Q. Purnell, R. Scott Frayo, Karin Schmidova, Brent E. Wisse, David S. Weigle. A Preprandial Rise in Plasma Ghrelin Levels Suggests a Role in Meal Initiation in Humans. Proceedings of the National Academy of Sciences of the United States of America, 2001.

[2]　Peterli R, Steinert RE, Woelnerhanssen B, Peters T, Christoffel-Courtin C, Gass M, Kern B, von Fluee M, Beglinger C. Metabolic and Hormonal Changes After Laparoscopic Roux-en-Y Gastric Bypass and Sleeve Gastrectomy: a Randomized, Prospective Trial. Obesity Surgery, 2012.

[3]　John Roger Andersen, Anny Aasprang, Tor-Ivar Karlsen, Gerd Karin Natvig, Villy Våge, Ronette L. Kolotkin. Health-related Quality of Life After Bariatric Surgery: A Systematic Review of Prospective Long-term Studies. Surgery for Obesity and Related Diseases, 2014.

| 第一部分　第六章 |

[1]　International Agency for Research on Cancer. Body Fatness and Cancer--Viewpoint of the IARC Working Group. The New England Journal of Medicine, 2016.

[2]　Giovanni De Pergola, Franco Silvestris. Obesity as Major Risk Factor for Cancer. International Journal of Obesity, 2012.

[3]　Fujishiro K, Lawson CC, Hibert EL, Chavarro JE, Rich-Edwards JW. Job strain and changes in the body mass index among working women: a prospective study. Int J Obes (Lond), 2015.

| 第二部分　第七章 |

[1]　Yokum S, Ng J, Stice E. Relation of Regional Grey and White Matter Volumes to Current BMI and Future Increase in BMI: A Prospective MRI Study. the International Journal of Obesity, 2012.

| 第二部分　第九章 |

[1]　Paul J. Kenny. 美食为何会上瘾？科学人杂志, 2013.

[2]　Susan J Torres, Caryl A. Nowson. Relationship between stress, eating behavior, and Obesity. Nutrition. 2007.

[3]　Fujishiro K, Lawson CC, Hibert EL, Chavarro JE, Rich-Edwards JW. Job strain and changes in the body mass index among working women: a prospective study. Int J Obes (Lond), 2015.

| 第二部分　第十章 |

[1]　Michael L. Alosco, Rachel Galioto, Mary Beth Spitznagel, Gladys Strain, Michael Devlin, Ronald Cohen, Ross D. Crosby, James E. Mitchell, John Gunstad. Cognitive Function Following Bariatric Surgery: Evidence for Improvement 3 Years Post-Surgery. The American Journal of Surgery, 2013.

[2] John Gunstad, Gladys Strain, Michael J. Devlin, Rena Wing, Ronald A. Cohen, Robert H. Paul, Ross D. Crosby, James E. Mitchell. Improved memory function 12 weeks after bariatric surgery. Surgery for Obesity an d Related Diseases, 2011.

| 第三部分　第十一章 |
[1] Kevin D. Hall, Erin Fothergill, Juen Guo, Lilian Howard, Jennifer C. Kerns, Nicolas D. Knuth, Robert Brychta, Kong Y. Chen, Monica C. Skarulis, Mary Walter, Peter J. Walter. Persistent metabolic adaptation 6 years after "The Biggest Loser" competition. Obesity, 2016.

| 第三部分　第十二章 |
[1] Joseph Proietto, Priya Sumithran. Maintaining Weight Loss: an Ongoing Challenge. Current Obesity Reports, 2016.

| 第三部分　第十三章 |
[1] Herman Pontzer, Ramon Durazo-Arvizu, Lara R. Dugas, Jacob Plange-Rhule, Pascal Bovet, Terrence E. Forrester, Estelle V. Lambert, Richard S. Cooper, Dale A. Schoeller, Amy Luke. Constrained Total Energy Expenditure and Metabolic Adaptation to Physical Activity in Adult Humans. Current Biology, 2016.

[2] David E. Arterburn, Anita P Courcoulas. Bariatric surgery for obesity and metabolic conditions in adults. British Medical Journal, 2014.

| 第三部分　第十四章 |
[1] 许甘霖. 肥胖药物治疗策略与医病遵从的问题: 生态形态医疗的治疗选择性初探. 医疗、科技与台湾社会工作坊, 2009.

| 第四部分　第十五章 |
[1] Daniel P. Schauer, David E. Arterburn, Edward H. Livingston, Mark H Eckman. Impact of Bariatric Surgery on Life Expectancy in Severely Obese Patients With Diabetes: A Decision Analysis. The Annals of Surgery, 2015.

[2] G. Darby Pope, Samuel R.G. Finlayson, Jason A. Kemp, John D.Birkmeyer. Life Expectancy Benefits of Gastric Bypass Surgery. Surgical Innovation, 2006.

| 第四部分　第十六章 |
[1] 游慧宜. 减重手术在肥胖第2型糖尿病治疗的角色. 内科学志, 2012.

[2] Doumouras AG, Saleh F, Anvari S, Gmora S, Anvari M, Hong D. Mastery in Bariatric Surgery: The Long-term Surgeon Learning Curve of Roux-en-Y Gastric Bypass. Ann Surg, 2017.

| 第四部分　第十七章 |
[1] Jo M. Ellison, Kristine J. Steffen, David B. Sarwer. Body Contouring After Bariatric Surgery. European Eating Disorders Review, 2015.

附录

黄致锟院长2008—2016年发表的国际学术论文文献

[1]   Chang PC, Huang CK, Tai CM, et al. Revision using totally hand-sewn gastrojejunostomy
       and truncal vagotomy for refractory marginal ulcer after laparoscopic roux-en-y gastric bypass:
       a case series. Surg Obes Relat Dis, 2017, 13(4):588-593.

[2]   Tai CM, Yu ML, Tu HP, et al. Derivation and validation of a scoring system for predicting
       nonalcoholic steatohepatitis in Taiwanese patients with severe obesity. Surg Obes Relat Dis,
       2017, 13(4):686-692.

[3]   Chang PC, Tai CM, Hsin MC, et al. Surgical standardization to prevent gastric stenosis after
       laparoscopic sleeve gastrectomy: a case series. Surg Obes Relat Dis, 2017, 13(3):385-390.

[4]   Huang CK, Wang HH, Nor Hanipah Z. Laparoscopic Management of Dialysate Leakage
       Secondary to Necrotic Peritoneum. J Laparoendosc Adv Surg Tech A, 2016, 26(11): 921-924.

[5]   Chang PC, Dev A, Katakwar A, et al. Management of gastric fold herniation after laparoscopic
       adjustable gastric banded plication: a single-center experience. Surg Obes Relat Dis, 2016,
       12(4): 849-855.

[6]   Tai CM, Huang CK, Tu HP, et al. Interactions of a PPARGC1A Variant and a PNPLA3
       Variant Affect Nonalcoholic Steatohepatitis in Severely Obese Taiwanese Patients. Medicine
       (Baltimore), 2016, 95(12): e3120.

[7]   Chang PC, Huang CK, Rajan M, et al. Revision with Totally Hand-Sewn Gastrojejunostomy
       and Vagotomy for Refractory Marginal Ulcer after Laparoscopic Roux-en-Y Gastric Bypass.
       Obes Surg, 2016, 26(5): 1150.

[8]   Wang MY, Huang CK, Chang PC. Hypopharyngeal perforation with mediastinal dissection
       during orogastric tube placement: a rare complication of bariatric surgery. Surg Obes Relat
       Dis, 2016, 12(2): e17-e19.

[9]   Huang CK, Tai CM, Chang PC, et al. Loop Duodenojejunal Bypass with Sleeve Gastrectomy:
       Comparative Study with Roux-en-Y Gastric Bypass in Type 2 Diabetic Patients with a BMI
       <35 kg/m(2), First Year Results. Obes Surg, 2016, 26(10): 2291-2301.

[10]   Shen SC, Lin HY, Huang CK, et al. Erratum to: Adherence to Psychiatric Follow-up Predicts
       1-Year BMI Loss in Gastric Bypass Surgery Patients. Obes Surg, 2016, 26(4): 816.

[11]   Changchien TC, Tai CM, Huang CK, et al. Psychiatric symptoms and leptin in obese patients

who were bariatric surgery candidates. Neuropsychiatr Dis Treat, 2015, 11: 2153-2158.

[12] Shen SC, Lin HY, Huang CK, et al. Adherence to Psychiatric Followup Predicts 1-Year BMI Loss in Gastric Bypass Surgery Patients. Obes Surg, 2016, 26(4): 810-815.

[13] Ahluwalia JS, Chang PC, Tai CM, et al. Comparative Study Between Laparoscopic Adjustable Gastric Banded Plication and Sleeve Gastrectomy in Moderate Obesity--2 Year Results. Obes Surg, 2016, 26(3): 552-557.

[14] Ahluwalia JS, Kuo HC, Chang PC, et al. Standardized Technique of Laparoscopic Adjustable Gastric Banded Plication with 4-Year Results. Obes Surg, 2015, 25(9): 1756-1757.

[15] Vij A, Malapan K, Tsai CC, et al. Worthy or not? Six-year experience of revisional bariatric surgery from an Asian center of excellence. Surg Obes Relat Dis, 2015, 11(3): 612-620.

[16] Malapan K, Ghinagow A, Vij A, et al. Laparoscopic Adjustable Gastric Banded Plication (Lagbp): Standardization of Surgical Technique and Analysis of Surgical Outcomes. Obes Surg, 2016, 26(1): 85-90.

[17] Huang CK, Garg A, Kuao HC, et al. Bariatric surgery in old age: a comparative study of laparoscopic Roux-en-Y gastric bypass and sleeve gastrectomy in an Asia centre of excellence. J Biomed Res, 2015, 29(2): 118-124.

[18] Huang CK, Wang MY, Das SS, et al. Laparoscopic conversion to loop duodenojejunal bypass with sleeve gastrectomy for intractable dumping syndrome after Roux-en-Y gastric bypass—two case reports. Obes Surg, 2015, 25(5): 947.

[19] Hsin MC, Huang CK, Tai CM, et al. A case-matched study of the differences in bone mineral density 1 year after 3 different bariatric procedures. Surg Obes Relat Dis, 2015, 11(1): 181-185.

[20] Huang CK, Wang MY, Hsin MC, et al. Conversion to modified duodenal switch for relieving intractable dumping syndrome and constipation after laparoscopic Roux-en-Y gastric bypass. Obes Surg, 2015, 25(5): 946.

[21] Tai CM, Huang CK, Tu HP, et al. PNPLA3 genotype increases susceptibility of nonalcoholic steatohepatitis among obese patients with nonalcoholic fatty liver disease. Surg Obes Relat Dis, 2015, 11(4): 888-894.

[22] Ahluwalia JS, Chang PC, Yeh LR, et al. Single incision transumbilical laparoscopic Roux-en-Y gastric bypass-our technique. Obes Surg, 2014, 24(9): 1585.

[23] Malapan K, Goel R, Tai CM, et al. Laparoscopic Roux-en-Y gastric bypass for nonobese type II diabetes mellitus in Asian patients. Surg Obes Relat Dis, 2014, 10(5): 834-840.

[24] Tai CM, Huang CK, Wang HP. An unusual cause of epigastric pain after stent placement for bariatric surgery leak. Gastroenterology, 2014, 146(7): e1-e2.

[25] Tai CM, Lin IC, Huang CK. Mesh erosion after vertical-banded gastroplasty. Endoscopy, 2014, 46 Suppl 1 UCTN: E90.

[26] Chang PC, Huang CK, Malapan K. Transcatheter arterial vasopressin infusion for gastrojejunostomy hemorrhage after laparoscopic Rouxen-Y gastric bypass: a report of 3 cases. Surg Obes Relat Dis, 2014, 10(3): e39-e42.

[27] Wei YF, Wu HD, Yung-Chieh Yen PD, et al. The impact of metabolic parameters on the change of pulmonary function in obese patients. Surg Obes Relat Dis, 2014, 10(1): 23-28.

[28] Huang CK, Goel R, Tai CM, et al. Novel metabolic surgery for type II diabetes mellitus: loop

duodenojejunal bypass with sleeve gastrectomy. Surg Laparosc Endosc Percutan Tech, 2013, 23(6): 481-485.

[29] Malapan K, Chang PC, Huang CK. Metabolic surgery for diabetes mellitus after pancreatectomy. Surg Obes Relat Dis, 2014, 10(3): e43-e45.

[30] Pattanshetti S, Tai CM, Yen YC, et al. Laparoscopic adjustable gastric banded plication: evolution of procedure and 2-year results. Obes Surg, 2013, 23(11): 1934-1938.

[31] Tai CM, Lin HY, Yen YC, et al. Effectiveness of intragastric balloon treatment for obese patients: one-year follow-up after balloon removal. Obes Surg, 2013, 23(12): 2068-2074.

[32] Tai CM, Huang CK. Increase in gastroesophageal refl ux disease symptoms and erosive esophagitis 1 year after laparoscopic sleeve gastrectomy among obese adults. Surg Endosc, 2013, 27(10): 3937.

[33] Huang CK, Chhabra N, Goel R, et al. Laparoscopic adjustable gastric banded plication: a case-matched comparative study with laparoscopic sleeve gastrectomy. Obes Surg, 2013, 23(8): 1319-1323.

[34] Tai CM, Chang PC, Huang CK. An unusual cause of vomiting after bariatric surgery. Gastroenterology, 2013, 144(5): e1-e2.

[35] Zachariah SK, Chang PC, Ooi AS, et al. Laparoscopic sleeve gastrectomy for morbid obesity: 5 years experience from an Asian center of excellence. Obes Surg, 2013, 23(7): 939-946.

[36] Zachariah SK, Tai CM, Chang PC, et al. The "T-suspension tape" for liver and gallbladder retraction in bariatric surgery: feasibility, technique, and initial experience. J Laparoendosc Adv Surg Tech A, 2013, 23(4): 311-315.

[37] Lin HY, Huang CK, Tai CM, et al. Psychiatric disorders of patients seeking obesity treatment. BMC Psychiatry, 2013, 13: 1.

[38] Tai CM, Huang CK, Lee YC, et al. Increase in gastroesophageal reflux disease symptoms and erosive esophagitis 1 year after laparoscopic sleeve gastrectomy among obese adults. Surg Endosc, 2013, 27(4): 1260-1266.

[39] Huang CK, Goel R, Chang PC, et al. Single-incision transumbilical (SITU) surgery after SITU laparoscopic Roux-en-Y gastric bypass. J Laparoendosc Adv Surg Tech A, 2012, 22(8): 764-767.

[40] Abdelbaki TN, Huang CK, Ramos A, et al. Gastric plication for morbid obesity: a systematic review. Obes Surg, 2012, 22(10): 1633-1639.

[41] Goel R, Shabbir A, Tai CM, et al. Randomized controlled trial comparing three methods of liver retraction in laparoscopic Roux-en-Y gastric bypass. Surg Endosc, 2013, 27(2): 679-684.

[42] Huang CK, Goel R, Chang PC. Abdominal compartment syndrome after laparoscopic Roux-en-Y gastric bypass: a case report. Surg Obes Relat Dis, 2013, 9(2): e28-e30.

[43] Chen SC, Lin YH, Huang HP, et al. Effect of conjugated linoleic acid supplementation on weight loss and body fat composition in a Chinese population. Nutrition, 2012, 28(5): 559-565.

[44] Goel R, Chang PC, Huang CK. Reversal of gastric plication after laparoscopic adjustable gastric banded plication. Surg Obes Relat Dis, 2013, 9(1): e14-e15.

[45] Tai CM, Huang CK, Hwang JC, et al. Improvement of nonalcoholic fatty liver disease after bariatric surgery in morbidly obese Chinese patients. Obes Surg, 2012, 22(7): 1016-1021.

[46] Kao YH, Lo CH, Huang CK. Relationship of bypassed limb length and remission of type 2

diabetes mellitus after Roux-en-Y gastric bypass. Surg Obes Relat Dis, 2012, 8(6): e82-e84.

[47] Lomanto D, Lee WJ, Goel R, et al. Bariatric surgery in Asia in the last 5 years (2005-2009). Obes Surg, 2012, 22(3): 502-506.

[48] Weng HC, Hung CM, Liu YT, et al. Associations between emotional intelligence and doctor burnout, job satisfaction and patient satisfaction. Med Educ, 2011, 45(8): 835-842.

[49] Huang CK. [Effectiveness and safety of laparoscopic Roux-en-Y Gastric bypass in treating type 2 diabetes mellitus in non-morbidly obese patients]. Zhongguo Yi Xue Ke Xue Yuan Xue Bao, 2011, 33(3): 272-276.

[50] Wei YF, Tseng WK, Huang CK, et al. Surgically induced weight loss, including reduction in waist circumference, is associated with improved pulmonary function in obese patients. Surg Obes Relat Dis, 2011, 7(5): 599-604.

[51] Huang CK, Lo CH, Shabbir A, et al. Novel bariatric technology: laparoscopic adjustable gastric banded plication: technique and preliminary results. Surg Obes Relat Dis, 2012, 8(1): 41-45.

[52] Chen W, Chang CC, Chiu HC, et al. Use of individual surgeon versus surgical team approach: surgical outcomes of laparoscopic Roux-en-Y gastric bypass in an Asian Medical Center. Surg Obes Relat Dis, 2012, 8(2): 214-219.

[53] Huang CK, Shabbir A, Lo CH, et al. Laparoscopic Roux-en-Y gastric bypass for the treatment of type II diabetes mellitus in Chinese patients with body mass index of 25-35. Obes Surg, 2011, 21(9): 1344-1349.

[54] Huang CK, Lo CH, Houng JY, et al. Surgical results of singleincision transumbilical laparoscopic Roux-en-Y gastric bypass. Surg Obes Relat Dis, 2012, 8(2): 201-207.

[55] Huang CK. Single-incision laparoscopic bariatric surgery. J Minim Access Surg, 2011, 7(1): 99-103.

[56] Liu H, Yeh ML, Lin KJ, et al. Bloody nipple discharge in an adolescent girl: unusual presentation of juvenile fi broadenoma. Pediatr Neonatol, 2010, 51(3): 190-192.

[57] Huang CK, Yao SF, Lo CH, et al. A novel surgical technique: single-incision transumbilical laparoscopic Roux-en-Y gastric bypass. Obes Surg, 2010, 20(10): 1429-1435.

[58] Huang CK, Asim S, Lo CH. Augmenting weight loss after laparoscopic adjustable gastric banding by laparoscopic gastric plication. Surg Obes Relat Dis, 2011, 7(2): 235-236.

[59] Tai CM, Lee YC, Tu HP, et al. The relationship between visceral adiposity and the risk of erosive esophagitis in severely obese Chinese patients. Obesity (Silver Spring), 2010, 18(11): 2165-2169.

[60] Huang CK, Lin YH, Huang HP, et al. Single-incision transumbilical laparoscopic adjustable gastric banding: a novel minimally invasive surgical technique. Surg Laparosc Endosc Percutan Tech, 2010, 20(3): e99-e102.

[61] Huang CK, Lo CH, Asim S, et al. A novel technique for liver retraction in laparoscopic bariatric surgery. Obes Surg, 2011, 21(5): 676-679.

[62] Lakdawala M, Bhasker A; Asian Consensus Meeting on Metabolic Surgery (ACMOMS). Report: Asian Consensus Meeting on Metabolic Surgery. Recommendations for the use of Bariatric and Gastrointestinal Metabolic Surgery for Treatment of Obesity and Type II Diabetes Mellitus in the Asian Population: August 9th and 10th, 2008, Trivandrum, India. Obes Surg, 2010, 20(7): 929-936.

[63] Hsuan CF, Huang CK, Lin JW, et al. The effect of surgical weight reduction on left ventricular structure and function in severe obesity. Obesity (Silver Spring), 2010, 18(6): 1188-1193.

[64] Huang CK, Tsai JC, Lo CH, et al. Preliminary surgical results of single-incision transumbilical laparoscopic bariatric surgery. Obes Surg, 2011, 21(3): 391-396.

[65] Liu H, Huang CK, Yu PC, et al. Retromammary approach for endoscopic resection of benign breast lesions. World J Surg, 2009, 33(12): 2572-2578.

[66] Wei YF, Wu HD, Chang CY, et al. The impact of various anthropometric measurements of obesity on pulmonary function in candidates for surgery. Obes Surg, 2010, 20(5): 589-594.

[67] Huang CK, Houng JY, Chiang CJ, et al. Single incision transumbilical laparoscopic Roux-en-Y gastric bypass: a first case report. Obes Surg, 2009, 19(12): 1711-1715.

[68] Chang CY, Huang CK, Chang YY, et al. Crossvalidation of the Taiwan version of the Moorehead-Ardelt Quality of Life Questionnaire II with WHOQOL and SF-36. Obes Surg, 2010, 20(11): 1568-1574.

[69] Tai CM, Lee YC, Wu MS, et al. The effect of Roux-en-Y gastric bypass on gastroesophageal reflux disease in morbidly obese Chinese patients. Obes Surg, 2009, 19(5): 565-570.

[70] Huang CK, Lee YC, Hung CM, et al. Laparoscopic Roux-en-Y gastric bypass for morbidly obese Chinese patients: learning curve, advocacy and complications. Obes Surg, 2008, 18(7): 776-781.

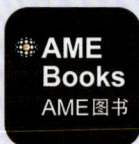

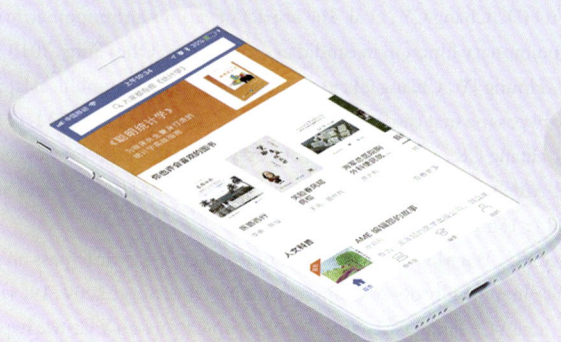

AME Books
AME 图书

AME 图书 2.0 正式上线

随手，随时，随地关注医学健康与人文

精品医学书籍

囊括AME全系列图书及学术期刊

· 最前沿医学知识
· 最实用科研干货
· 最独到学术见解

多种分类书目

· 按专家分类
· 按专科分类
· 按系列分类

随心所欲，找书不再烦恼！

支持快币兑换

攒了快币没地花？
从此买书不花钱！

目录一键跳转

不再一页一页翻资料，目录
一目了然，一键快捷跳转！